L. Durey, R. Hirschberg, R. Leroy
R. Mesnard, G. Rosenthal, H. Stapfer, F. Wetterwald
E. Zander J[or].

Manuel pratique

de

Kinésithérapie

FASCICULE IV

RENÉ MESNARD

Orthopédie

Avec 91 figures dans le texte.

LIBRAIRIE FÉLIX ALCAN.

MANUEL PRATIQUE DE
KINÉSITHÉRAPIE

MANUEL DE KINÉSITHÉRAPIE

PAR

**L. DUREY, R. HIRSCHBERG,
R. LEROY, R. MESNARD, G. ROSENTHAL, H. STAPFER,
F. WETTERWALD, E, ZANDER Jᵒʳ**

MANUEL PRATIQUE

DE

KINÉSITHÉRAPIE

PAR

**L. DUREY, R. HIRSCHBERG, R. LEROY
R. MESNARD
G. ROSENTHAL, H. STAPFER, F. WETTERWALD
E. ZANDER Jor**

FASCICULE IV

R. MESNARD

Kinésithérapie orthopédique.

AVEC 91 FIGURES DANS LE TEXTE

PARIS

LIBRAIRIE FÉLIX ALCAN

108, BOULEVARD SAINT-GERMAIN, 108

1912

PRÉFACE

Un manuel pratique de kinésithérapie orthopédique
doit, à mon avis, chercher avant tout à mettre en
lumière les principes essentiels et les idées directrices
suivant lesquels cette méthode de traitement doit être
appliquée. On ne saurait prétendre passer en revue
tous les exercices et appareils qui ont été préconisés;
outre que plusieurs volumes n'y suffiraient pas, une
telle énumération serait fastidieuse et sans grand intérêt.

Le mérite en effet n'est pas de combiner un exercice
qui paraisse nouveau ou de construire un appareil d'aspect différent du voisin. Où la nouveauté est intéressante, c'est quand elle s'appuie sur un principe inconnu
jusqu'alors, quand elle marque un réel progrès dans
l'application d'un procédé ancien, conservant ce qu'il
avait de bon, éliminant ce qu'il avait de défectueux.
Mais de telles créations sont malheureusement rares.

Ce qui importe principalement, c'est de pouvoir
analyser un exercice, savoir reconnaître s'il rend bien
ce qu'on en attend et si par ailleurs il ne produit pas

sur un autre point de l'organisme un retentissement fâcheux qui le rendrait parfois plus nuisible qu'utile. Or cette analyse ne peut se faire qu'à la lumière des principes fondamentaux tirés à la fois de la mécanique animale, de l'anatomie, de la physiologie et de la pathologie. S'appuyant d'une part sur ces notions indispensables et connaissant par ailleurs les attitudes et les mouvements élémentaires base de toute gymnastique, le médecin pourra facilement, suivant les besoins du cas pathologique, composer l'exercice qui y répond le mieux.

Trop souvent la gymnastique est prescrite d'une façon banale, comme pis-aller ou pour sacrifier à la mode; plus souvent encore elle est confiée à des personnes incompétentes, ce qui fait le plus grand tort au malade et à la méthode. Trop facile en apparence à appliquer, c'est une médication qui demande cependant à être maniée avec beaucoup de doigté si l'on ne veut pas la rendre inutile et souvent offensive.

J'ai consacré un chapitre aux attitudes vicieuses à cause de leur importance dans l'étiologie des déformations du rachis et parce que leur traitement se confond avec la prophylaxie de ces déformations.

La scoliose occupe naturellement une place prépondérante dans ce manuel. Outre que c'est l'affection orthopédique pour laquelle on a le plus souvent recours au kinésithérapeute, c'est en même temps l'une des maladies les plus difficiles à soigner.

Schulthess a pu dire avec juste raison que chaque

scoliose qui se présente à nous constitue un problème à résoudre.

Tout en prenant la méthode suédoise comme base de mon traitement de la scoliose, je n'ai pas craint de m'en écarter plus ou moins par endroit. Je considère qu'il faut en thérapeutique être éclectique et sans se laisser hypnotiser par un mot, oser reconnaître ce qu'il y a de bien sous toutes les latitudes. Une expérience de près de vingt années déjà consacrées à l'orthopédie non sanglante m'a permis de me faire une opinion sur bien des points. Aussi c'est ma pratique personnelle que j'ai surtout exposée ici, évitant autant que possible de parler de ce que je n'ai pas pu contrôler par moi-même.

En dehors des déviations du rachis, j'ai étudié en quelques courts chapitres les applications de la kinésithérapie aux principales affections orthopédiques. Pour quelques-unes, le rôle du kinésithérapeute est et restera sans doute toujours secondaire; pour d'autres, il mériterait d'être mieux connu et plus souvent mis à profit.

Puisse ce manuel contribuer à mieux faire apprécier la kinésithérapie orthopédique et les services qu'elle peut rendre.

René MESNARD.

KINÉSITHÉRAPIE ORTHOPÉDIQUE

Par le Dr René MESNARD,

ANCIEN INTERNE DE L'ASSISTANCE PUBLIQUE DE PARIS A BERCK-SUR-MER,
ASSISTANT D'ORTHOPÉDIE A L'HOPITAL TROUSSEAU.

CHAPITRE PREMIER
CLASSIFICATION. INDICATIONS

La kinésithérapie est une méthode de traitement qui d'une façon générale comprend :

1° Des manœuvres passives : massage, vibration, mouvements passifs, mobilisation ;

2° Des manœuvres actives englobant les attitudes qui nécessitent des contractions statiques et les mouvements actifs proprement dits.

Ces derniers comprennent à leur tour des mouvements libres et des mouvements avec résistance.

La résistance peut même se diviser en positive et négative en ce sens que l'on peut contrarier le mouvement pour le rendre plus difficile ou au contraire l'aider en diminuant le poids du membre à faire mouvoir.

Le terme de *kinésithérapie* a l'avantage de comprendre toutes les manœuvres actives et passives : il est à tous points de vue préférable à celui trop restrictif de *massothérapie* qui exclut les mouvements ou au mot *gymnastique* qui n'éveille le plus souvent dans l'esprit que l'idée de mouvements actifs.

Les diverses manœuvres de la kinésithérapie peuvent se résumer dans le tableau suivant :

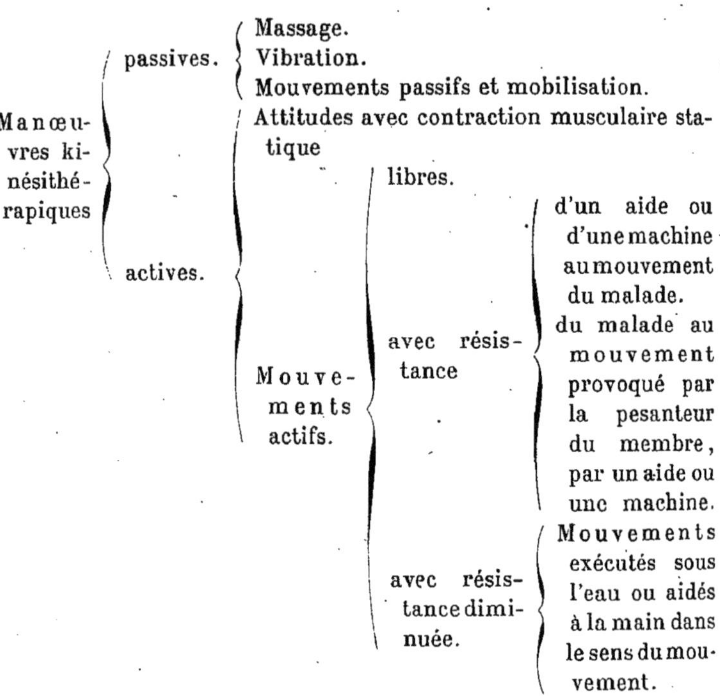

Les affections orthopédiques auxquelles s'appliquent ces diverses manœuvres sont assez nombreuses ; mais toutes n'en sont pas justiciables au même degré.

Il y a lieu ici, comme pour toute autre thérapeutique, de poser soigneusement les indications.

Celles-ci seront tirées d'une part de la nature de la maladie, et d'autre part de la phase actuelle de son évolution.

Il est toute une catégorie d'affections orthopédiques de nature tuberculeuse (mal de Pott, coxalgie et tumeurs blanches en général) qui constituent pendant toute la période aiguë de leur évolution un *noli me tangere* pour le kinésithérapeute, mais qui, à la période de convalescence, peuvent tirer grand profit d'un traitement kinésique prudemment conduit (voir p. 161).

Nous verrons en étudiant le traitement de la scoliose les indications variées qui s'imposent suivant l'ancienneté de la maladie et la gravité des cas.

Il y a dans les maladies orthopédiques par déformation osseuse acquise liées soit au rachitisme du jeune âge, soit au rachitisme tardif, une *phase médicale* latente qui précède la déformation et pendant laquelle le trouble nutritif existe seul encore, produisant une insuffisance osseuse[1]. A cette phase latente convient surtout le repos aidé des moyens médicaux et hygiéniques.

Ce n'est qu'à la période suivante ou *phase orthopédique*, lorsque la déformation peu à peu se produit, que l'attention est attirée et c'est alors que la kinésithérapie trouve sa place, seule ou associée à d'autres moyens thérapeutiques. Vient enfin la *phase chirurgicale* où la déformation cesse, en général, de progresser, mais où les moyens kinésiques ne sont plus intéressants que comme complément de l'opération sanglante.

Il ne faut pas cependant s'empresser de conclure à l'inutilité de la kinésithérapie en s'appuyant sur l'ancienneté d'une déformation, sur sa rigidité ou sur l'âge trop avancé du malade dont l'ossification est terminée. Il convient en effet de considérer que dans toute affection des organes locomoteurs on peut distinguer :

1° La déformation squelettique plus ou moins irréductible passivement;

2° La déformation fonctionnelle ou attitude surajoutée qui le plus souvent complique la première, à moins qu'elle ne vienne la compenser.

1. L'insuffisance vertébrale décrite par Schanz (de Dresde) (dans *Berlin. klin. Woch.*, 5 août 1907) a été étudiée depuis par Denucé (de Bordeaux) [in *Revue d'Orthopédie*, mars 1910].

Dans tous les cas, la kinésithérapie pourra être utile soit en améliorant la rigidité, soit en rééduquant l'attitude surajoutée. La rééducation tendra à la suppression, si l'attitude vient compliquer la déformation, elle tendra au contraire au perfectionnement, si l'attitude paraît utilement compensatrice.

En orthopédie, la kinésithérapie est quelquefois suffisante, c'est-à-dire qu'elle peut à elle seule amener la guérison. C'est le cas de ces attitudes vicieuses indépendantes de toute déformation osseuse et qui peuvent provenir d'un abus asymétrique volontaire ou non de certains groupes musculaires. Mais le plus souvent il y aura intérêt à associer la kinésithérapie à d'autres moyens thérapeutiques. Il est évident que, suivant les cas, la part revenant à chaque médication sera plus ou moins importante; tantôt c'est la kinésithérapie qui aura le principal rôle, tantôt ce sera la chirurgie ; là les ressources simplement médicales ou hygiéniques tiendront la première place ; il est des cas enfin où on devra s'aider des moyens purement mécaniques pour maintenir entre les séances un résultat péniblement obtenu par les manœuvres manuelles.

Aussi, si l'orthopédiste peut être plus spécialement chirurgien, kinésithérapeute ou mécanicien, il doit avant tout être médecin au sens le plus large du mot, et savoir dans chaque cas faire à l'une ou à l'autre médication la part qui lui revient.

Il est bien certain par exemple que si la kinésithérapie est indispensable aux scolioses, celles-ci n'ont pas moins besoin d'améliorer, par une hygiène convenable et par une médication bien comprise, le terrain défectueux sur lequel évolue la déviation.

C'est ainsi que j'associe le plus souvent à la kinésithérapie, dans le traitement de la scoliose, les cures d'air de quelques semaines à la mer ou simplement à la campagne et l'administration régulière de principes pharmaceutiques ou diététiques reminéralisants.

Beaucoup de scolioses ont grand intérêt aussi à porter un corset. On a voulu, chez les empiriques surtout, et ils sont légion en orthopédie, créer une sorte d'antagonisme entre la kinésithérapie et le corset dans le traitement de la scoliose.

Cet exclusivisme a fait, à mon avis, de part et d'autre de nombreuses victimes ; il est aussi dangereux parfois de vouloir supprimer tout corset aux scolioses que de vouloir les enfermer toutes dans des corsets rigides et de compter sur la mécanique seule pour obtenir un résultat.

Si nous prenons maintenant l'exemple du pied-bot congénital chez le tout jeune enfant, il est bien certain qu'on peut, dans les cas favorables, obtenir par le massage seul répété régulièrement pendant des mois et des années un excellent résultat. Ce qui n'empêche qu'il y aura avantage, le plus souvent, à faire porter entre les séances de massage un petit appareil de contention qui maintiendra la correction obtenue. Il est même beaucoup de cas moyens qui pourraient à la rigueur guérir par le massage seul, mais où le traitement sera de beaucoup facilité et abrégé si l'on pratique un allongement chirurgical du tendon d'Achille ou une simple ténotomie. En un mot, il ne faut pas en orthopédie être trop exclusif, ni borner son horizon à la déformation locale sans s'inquiéter de l'état général. L'une est le plus souvent, au moins en partie, sous la dépendance de l'autre et c'est en soignant à la fois les deux qu'on aura les plus grandes chances de succès. Vouloir faire de la kinésithérapie une panacée exclusive, c'est lui rendre un fort mauvais service.

CHAPITRE II.

CONSIDÉRATIONS GÉNÉRALES SUR LES MANŒUVRES DE KINÉSITHÉRAPIE ORTHOPÉDIQUE

DU MASSAGE EN ORTHOPÉDIE

Le massage est très employé en orthopédie. On utilisera les manœuvres usuelles d'effleurage, de pétrissage ou de tapottement qui, d'ailleurs, ici, ne présentent rien de particulier comme technique.

On prendra garde cependant de bien différencier les muscles en hypotonie de ceux qui sont contracturés, de manière à réserver pour ces derniers les manœuvres douces (effleurages, vibrations) ; il sera même souvent préférable de s'abstenir de toute manœuvre à leur égard et de se contenter d'agir sur les muscles atrophiés ou en hypotonie.

Il est des cas où le massage sera la seule manœuvre kinésique à pouvoir employer. Tel sera le cas du pied-bot congénital à la naissance, tel le cas des tumeurs blanches qui demandent une immobilisation stricte de l'articulation, mais où il y a cependant souvent intérêt à entretenir la vitalité des tissus environnants soit concurremment avec l'immobilisation, soit pendant la période de convalescence.

Le massage sera encore tout indiqué lorsque nous nous trouverons en présence de ces jeunes rachitiques qu'il vaut mieux ne pas tenir debout et qui seraient d'ailleurs incapables de tout effort volontaire un peu soutenu.

L'action excitante du massage sur le système osseux et en particulier sur les épiphyses paraît certain. Springer a conseillé le massage de l'extrémité inférieure du fémur pour activer la croissance chez les enfants.

MASSAGE MODELANT

Ce qualificatif très à la mode depuis quelques années veut désigner une manœuvre manuelle qui ressemble plus à de la mobilisation passive qu'à du massage proprement dit. Le massage modelant appliqué à une scoliose se pratique sur le sujet en décubitus ventral. On cherche à redresser le rachis par des pressions en sens varié, comme s'il s'agissait de modeler une masse de cire molle. En réalité, on agit sur les ligaments articulaires, en étirant principalement ceux qui s'opposent au redressement.

Il en est de même dans le massage modelant du pied-bot. Encore une fois il s'agit là plutôt de mobilisation passive que de massage.

VIBRATION

La vibration thérapeutique[1], dont quelques-uns ont voulu faire une méthode à part, sous les noms de vibrothérapie, de sismothérapie, de trémulothérapie est en somme une des nombreuses manœuvres passives de la kinésithérapie. Elle consiste à faire vibrer à la main ou mécaniquement une région plus ou moins étendue du corps. Au point de vue orthopédique il y a généralement intérêt à employer la vibration mécanique.

1. Voir pour plus de détails : « De la vibration, effets physiologiques et applications thérapeutiques », par le Dr René Mesnard. *Bulletins de la Société de Kinésithérapie*, Paris, 1903.

La vibration jouit de propriétés analgésiques et sédatives ; tous les auteurs sont d'accord là-dessus. Il suffit d'ailleurs pour s'en convaincre de faire vibrer quelques instants un nerf douloureux ; rapidement la douleur devient moins vive et disparaît souvent complètement.

L'action décontracturante de la vibration paraît également bien démontrée. Dans les raideurs articulaires, dans la maladie de Little, et en général dans toutes les contractures musculaires la vibration agit nettement.

MOBILISATION

Celle-ci ne présente comme technique rien de particulier en orthopédie. On devra, comme toujours, s'efforcer de fixer soigneusement l'un des segments voisins de l'articulation à mobiliser, tandis que l'autre segment sera pris en main avec douceur, et cependant avec fermeté. La mobilisation devra toujours être prudente et progressive. Ceci nous amène à signaler un fait fort important, qu'il faut toujours avoir présent à l'esprit quand on pratique certaines mobilisations orthopédiques ; je veux parler de la fragilité osseuse anormale.

Fragilité osseuse anormale. — On ne saurait trop insister sur la prudence avec laquelle doivent être appliquées en orthopédie les manœuvres kinésithérapiques portant sur les os longs du squelette. Il semble que dans les cas de tuberculose osseuse, il se produit, tout au moins dans le voisinage du foyer tuberculeux, une décalcification du tissu osseux et aussi une véritable atrophie de l'os ainsi qu'en témoignent de nombreuses radiographies. Pour cette double raison, l'os devient naturellement plus fragile. J'ai observé dernièrement à la période de convalescence d'une coxalgie, un cas de fracture du fémur produite par un simple faux pas qui avait provoqué un effort pour éviter la chute. A la période chronique de l'ostéomyélite, il n'est pas rare non plus de constater des fractures spontanées par effort léger ou simple contraction musculaire. Mais en dehors de ces causes pathologiques, le seul fait d'immobiliser longtemps un membre dans le plâtre en rend le squelette plus fragile. De nombreuses observations de fractures ont été publiées à l'occasion de manœuvres manuelles faites au cours du traitement de la luxation congénitale (Kirmisson, Rœderer). Presque toujours la fracture se produit au moment de l'application du plâtre en deuxième position, c'est-à-dire au cours de manœuvres manuelles sur un membre qui a déjà été en immobilisation plâtrée plus ou moins longue.

Je ne parlerai que pour mémoire du décollement épiphysaire si facile à produire chez l'enfant et qui, s'il ne présente aucune gravité immédiate, n'en a pas moins souvent des conséquences fâcheuses pour l'accroissement du membre ainsi que dans un récent travail le faisait observer le professeur Ghillini (de Bologne) [1].

MANOEUVRES ACTIVES DE KINÉSITHÉRAPIE

La kinésithérapie active emploie des attitudes et des mouvements. Ces attitudes sont des positions spéciales du corps qui sont souvent correctrices par elles-mêmes et constituent alors des attitudes-exercices. Elles servent de point de départ au mouvement; de là leur dénomination de *positions de départ*.

Elles sont choisies de façon à localiser l'effort sur certains

1. *Revue d'Orthopédie*, janvier 1912, n° 1.

groupes musculaires et aussi à en fixer l'intensité en réglant la difficulté de l'exercice. C'est ainsi, par exemple, que la flexion du corps en avant demandera un effort nul, ou même négatif[1] des muscles abdominaux, si nous prenons comme position de départ la station debout. Le même mouvement fait en position couchée nécessitera au contraire un effort évident des mêmes muscles.

Nous pourrons d'ailleurs graduer cet effort dans le décubitus dorsal en faisant d'abord mettre les mains le long du corps, puis aux hanches, puis aux épaules, à la nuque, etc. (comme le montrent les fig. 25 et 26). Chaque déplacement des bras écarte le centre de gravité du point d'appui, rendant ainsi l'exercice de plus en plus difficile.

Ce déplacement des mains joint aux variations de la position de départ nous donne ainsi pour chaque cas toute une gamme d'exercices à difficulté croissante.

En dehors de la graduation que l'on obtient par le déplacement des bras et le choix judicieux de la position de départ, on utilise aussi fréquemment les résistances données à la main, suivant les préceptes de la gymnastique suédoise. Nous en verrons un exemple plus loin, à propos de l'exercice de redressement du tronc en arrière (voir p. 39).

La résistance manuelle donnée par le médecin peut aussi être donnée par une machine, ce qui constitue une des applications de la mécanothérapie. Le principe reste le même, les moyens seuls sont différents.

Pour qu'un exercice soit correct et complet, il convient de partir d'une position de départ convenablement choisie pour y revenir après avoir fait exécuter au segment du corps à mettre

---

1. J'entends dire par là que ce seront les muscles antagonistes qui travailleront.

en action le mouvement prescrit dans toute son amplitude.
On règle généralement son rythme sur le jeu normal de la
respiration dont les deux temps doivent correspondre : l'inspiration à une phase d'extension, l'expiration à une phase de
flexion, soit des bras, soit des jambes, soit du tronc suivant le
mouvement considéré.

KINÉSITHÉRAPIE ET RÉÉDUCATION

Ce sont là, comme l'ont très bien montré MM. Brissaud et
Feindel à propos du torticolis mental, deux choses différentes : « La gymnastique est avant tout un exercice musculaire ; elle a pour but de fortifier les muscles et à la rigueur
leurs noyaux moteurs spinaux, et les actions nerveuses qui
y contribuent ont presque exclusivement pour siège la moelle
et le bulbe. La rééducation fonctionnelle des ataxiques, au
contraire, est surtout un exercice nerveux, bien plus, un
exercice cérébral. Les phénomènes de recoordination obtenus
par une action volontaire et attentive ne peuvent avoir pour
siège que le cerveau [1]. »

On pourrait dire aussi que la gymnastique donne un bon
outil, un bon muscle, et que la rééducation apprend à s'en
bien servir. Pour continuer cette comparaison, on peut faire
remarquer qu'un ouvrier intelligent tirera souvent meilleur
parti d'un outil médiocre que ne saurait le faire d'un très
bon outil l'ouvrier maladroit et borné.

Or, dans les questions d'attitudes vicieuses, il y a souvent
moins d'atrophie musculaire que d'aboulie ; la preuve en est
que ce sont généralement les exercices qui exigent un certain effort passager qui sont le mieux faits tandis que les

---

1. *Journal de Neurologie;* Bruxelles, 15 avril 1899.

exercices de coordination et d'équilibre laissent le plus souvent fort à désirer.

Je ne crois pas qu'en orthopédie, on puisse faire rendre à la kinésithérapie tout ce qu'elle peut et doit donner si l'on n'obtient pas la collaboration attentive du malade. On pourra à la rigueur par le massage et la gymnastique lui donner des muscles, on améliorera sans doute, sa nutrition générale, mais la tenue générale du corps, l'attitude mauvaise qui préoccupe surtout les parents, n'en sera le plus souvent guère influencée. En tout cas, les résultats sont autrement brillants et rapides lorsque nous avons à traiter un sujet intelligent et qui a le désir de s'améliorer. Alors en employant ce que j'ai coutume d'appeler la méthode intensive de rééducation de l'attitude, on obtient en six semaines ou deux mois une transformation complète de la tenue.

Les exercices que j'emploie ne diffèrent guère en apparence de ceux qui sont partout décrits, mais tout est dans la manière de les exécuter, dans le soin et la précision qu'on y apporte. En somme, je fais à la fois de la rééducation et de la kinésithérapie, car les deux choses me paraissent indispensables à associer dans la plupart des traitements orthopédiques.

CHAPITRE III

QUESTIONS DE PRATIQUE

DE LA FRÉQUENCE DES SÉANCES EN KINÉSITHÉRAPIE ORTHOPÉDIQUE

Le plus souvent nous utilisons à la fois les effets mécaniques et rééducateurs de la kinésithérapie comme dans la scoliose des adolescents et les diverses manœuvres spéciales à l'orthopédie visent précisément à renforcer l'une ou l'autre de ces actions. Nous n'utilisons guère spécialement les actions réflexes, elles n'interviennent que lorsque nous cherchons dans le massage un relèvement de l'état général. Dans ce dernier cas rien de spécial à noter pour la fréquence des séances qu'il y a intérêt à rendre journalières autant que possible.

Les séances doivent être également aussi fréquentes que possible lorsque nous recherchons les effets mécaniques seuls, par exemple dans le traitement du pied-bot congénital chez le tout jeune enfant.

Ce traitement qui gagne à être commencé dès les premières heures après la naissance, nécessite, si l'on veut le mener à bonne fin, une suite fréquemment répétée de séances de massage modelant. Ici donc encore séances journalières si possible. Il en sera de même dans le traitement des déviations rachitiques du jeune âge où à côté de l'action mécanique directe sur l'os dévié et plus ou moins malléable on doit agir aussi sur la nutrition des parties molles.

Lorsque nous cherchons comme dans la scoliose à la fois des actions mécaniques et rééducatrices le problème est beaucoup plus complexe.

L'action mécanique, qui consiste surtout en assouplissement soit passif, soit actif, doit être surveillée de très près car il ne faut pas oublier que l'assouplissement d'une scoliose doit marcher de front avec le renforcement du système musculaire et la rééducation de sa fonction stabilisatrice.

Or si l'on faisait une séance journalière d'assouplissement on risquerait parfois, au lieu d'amener un redressement, de provoquer une aggravation rapide, et le fait a été constaté trop souvent.

Le renforcement de l'action musculaire demande au contraire un entraînement journalier.

La partie rééducatrice du traitement qui nécessite une attention soutenue du sujet le fatigue par ailleurs très vite, aussi pour concilier toutes ces exigences voici ce que j'ai coutume de faire.

Je fais venir en général chez moi mes scoliotiques trois fois par semaine, ce qui me permet de procéder moi-même quand cela est utile à un assouplissement passif forcé très suffisamment répété.

En dehors de ces trois séances hebdomadaires, j'indique au malade quelques exercices à faire chez lui.

Ce sont parfois des assouplissements volontaires, mais le plus souvent des exercices symétriques destinés soit à fortifier les muscles, soit à rendre au malade le sens de l'équilibre. Ces séances journalières à domicile, je les conseille très courtes parce que je demande qu'on y apporte beaucoup d'attention.

Au bout de quelques semaines, j'espace les séances à mesure des progrès, quitte à les rendre de nouveau plus fréquentes si j'en vois la nécessité par suite soit d'une mobilisation insuffisante, soit d'une attention trop peu soutenue de la part du malade.

En résumé, pour ce qui est du rôle de la kinésithérapie, trois séances hebdomadaires chez le médecin me paraissent nécessaires et suffisantes dans le traitement de la scoliose, à condition que le malade fasse quotidiennement chez lui quelques minutes d'exercice appliqué et précis.

Dans les simples attitudes vicieuses, trois séances par semaine, au début du traitement, me paraissent aussi nécessaires, mais on peut en général espacer beaucoup plus vite les séances de manière à en répartir 12 à 15 sur trois mois. Ce laps de temps est en général suffisant pour arriver à l'automatisme de l'attitude correcte ; une simple surveillance mensuelle suffit ensuite à maintenir le résultat à condition bien entendu que l'enfant ait fait chez lui pendant tout le temps du traitement quelques minutes d'exercice journalier.

SÉANCES COLLECTIVES ET INDIVIDUELLES

En principe les séances de kinésithérapie orthopédique doivent être individuelles et dirigées par le médecin orthopédiste lui-même. Nous avons à soigner des malades dont les cas n'ont de commun souvent que le nom sous lequel on les englobe. Il n'y a pas, comme nous le verrons, deux scolioses qui se ressemblent parfaitement : l'une est dorsale droite, l'autre dorsale gauche, l'une est à prédominance lombaire, l'autre dorsale. Dans un cas, il y a un redressement volontaire avec souplesse parfaite, dans un autre au contraire la rigidité sera plus ou moins marquée. A chaque cas, comme nous le verrons, correspondent des indications variées que seul le traitement individuel peut satisfaire. Les résultats dépendent d'ailleurs de la qualité des exercices : amplitude, précision, dosage de l'effort ; toutes choses assez délicates à obtenir, et la direction effective du médecin orthopédiste n'est pas de trop pour y arriver. Néanmoins, la question nous est souvent posée à l'occasion de la gymnastique d'attitude ; les parents, par raison d'économie, préfèrent des cours où plusieurs enfants sont exercés à la fois.

Je crois pour ma part, si j'en juge par ce que je vois, que c'est là une économie mal comprise. Il se passe là, en effet, ce qui arrive dans toutes les agglomérations d'enfants qu'on cherche à éduquer ou à instruire en même temps. A part quelques sujets d'élite qui savent travailler et qui profitent de l'enseignement, les autres se contentent de répéter machinalement ce qu'ils voient faire, mais n'en tirent aucun profit sérieux.

On m'amène fréquemment des enfants qui ont suivi déjà, quelquefois pendant plusieurs années, des cours de gymnastique plus ou moins suédoise et qui n'ont obtenu aucun résultat.

C'est qu'en général on s'est contenté d'une exécution automatique des mouvements, sans précision et sans valeur rééducatrice. Or, le plus souvent, en traitant ces enfants par la méthode intensive de kinésithérapie rééducatrice, j'obtiens en quelques semaines, mais par des séances individuelles, un résultat auquel les parents n'osaient plus s'attendre.

Il en est généralement de même, mais pour d'autres raisons, de la gymnastique faite simplement à la maison sous la direction des parents.

Dans la majorité des cas ce système ne conduit qu'à des échecs.

La gymnastique à la maison est généralement indispensable, mais elle ne doit servir que de memento pour rappeler ce qui a été fait chez le médecin à la séance précédente.

A ce que je viens de dire des séances collectives, on m'objectera que je les emploie à l'hôpital. J'avoue que si je le fais, c'est dans l'impossibilité matérielle où l'on se trouve de faire autrement dans le milieu hospitalier. Le nombre des malades qui prennent part à la gymnastique à l'hôpital Trousseau varie de 30 à 40 au moins à chaque séance. Or si l'on voulait s'occuper de tous ces malades individuellement, ne fût-ce que dix minutes pour chacun, il faudrait six heures pour les faire passer tous au traitement. Or le temps réservé aux exercices n'est que de trois heures environ trois fois par semaine. Force nous est donc de les grouper. Je fais faire collectivement la gymnastique d'attitude à toutes les déviations en la composant uniquement de manœuvres symétriques qui ne peuvent nuire à personne et au contraire être utiles à tous. Quant aux mouvements asymétriques et aux manœuvres passives d'assouplissement, je les réserve aux déviations plus ou moins rigides qui sont alors prises individuellement en dehors de la séance collective.

APPAREILS NÉCESSAIRES EN KINÉSITHÉRAPIE ORTHOPÉDIQUE

Il n'est pas nécessaire d'avoir un arsenal bien compliqué pour faire de bonne besogne en kinésithérapie orthopédique. Comme instruments de mesure servant à établir la fiche signalétique du malade et à contrôler les résultats du traitement il est utile d'avoir :

Un crayon dermographique, un fil à plomb, un mètre en ruban, un compas d'épaisseur, une toise ; enfin une vitre

quadrillée pour tracer par transparence les déviations vertébrales.

Pour le traitement : un pliant suédois ou une simple ban-
quette qui servira pour le massage et pour les exercices en
décubitus ; un ou deux tabourets à siège plat ; une suspension
de Sayre avec mentonnière et sous-bras ; une grande glace
devant laquelle se feront certains exercices ; quelques coussins de forme et de consistance variées.

On peut y ajouter la barre de Lorenz ou quelque autre
appareil pour faciliter la mobilisation des scolioses rigides,
mais à la rigueur aucun n'est indispensable si l'on dispose
d'un peu d'ingéniosité et de force musculaire.

Nous verrons plus loin au chapitre XI quelques appareils
destinés à faciliter les manœuvres passives.

CHAPITRE IV

EXERCICES FONDAMENTAUX

ATTITUDES ET MOUVEMENTS ACTIFS EMPLOYÉS
EN KINÉSITHÉRAPIE ORTHOPÉDIQUE

J'ai groupé sous ce titre un certain nombre d'exercices qui forment la base de toute gymnastique orthopédique. Ces exercices élémentaires ne nécessitent aucun appareil spécial. Les mouvements de gymnastique peuvent se varier presque à l'infini. En changeant la position de départ, et en combinant entre eux ces divers mouvements, on peut arriver à créer des exercices qui n'ont souvent de nouveauté que l'apparence et dont la supériorité sur tels autres plus simples ne résiste pas à l'analyse.

Cette variété des exercices peut avoir son intérêt en gymnastique pédagogique. Mais n'oublions pas qu'ici nous faisons de la thérapeutique et que nous traitons des malades. Aussi, devrons-nous choisir avant tout des exercices qui permettent d'arriver le plus vite, le plus simplement et le mieux au but à atteindre.

Une remarque très importante à faire consiste dans l'importance que l'on doit attribuer aux attitudes, d'autant plus qu'on a trop de tendance à ne voir dans les exercices que le mouvement. Or tout mouvement peut se décomposer en une séries d'attitudes successives dont le mouvement lui-même n'est que le trait d'union. Aussi faut-il insister pour que les diverses phases de l'exercice soient bien comprises et qu'aucune ne soit escamotée, comme il arrive trop fréquemment.

Un autre point essentiel est le respect de la position de départ pendant toute la durée de l'exercice : ce qui veut dire que dans un mouvement de bras, par exemple, le corps tout entier devra conserver la position fixe de départ sans que sa tenue soit influencée par le mouvement des bras. Sans cela la localisation du mouvement devient illusoire et l'exercice perd tout caractère rééducateur. Il peut, au besoin, conserver quelque influence sur la nutrition du muscle, mais il n'aura qu'une valeur discutable au point de vue orthopédique qui nous occupe spécialement.

Il est enfin un dernier point sur lequel il n'est pas inutile d'insister : c'est la nécessité, dans toute prise de position, debout ou assise, d'assurer d'abord la base, car on voit trop souvent, contrairement à toute logique, faire placer d'abord la tête et le tronc, avant de s'occuper de la position des jambes et des pieds.

ATTITUDES FONDAMENTALES

Les trois attitudes fondamentales qui nous intéressent plus particulièrement en orthopédie et qui servent de positions de départ à presque tous nos exercices sont : debout fixe, assis fixe, couché fixe.

ATTITUDE DEBOUT FIXE

Formule :

Talons joints ;

Pointes écartées ;

Jambes tendues ;

Ventre rentré ;

Epaules à la même hauteur et rejetées en arrière ;

Bras tombant naturellement le long du corps, paume de la main en avant ;

Cou droit ;

Tête droite ;

Menton rentré.

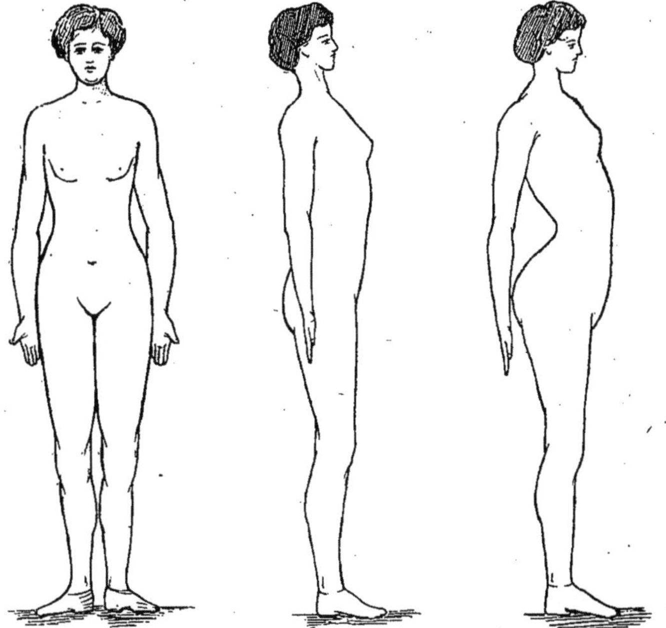

Fig. 1. — Attitude debout fixe (correcte).   Fig. 2. — Attitude debout fixe (correcte).   Fig. 3. — Attitude debout fixe (incorrecte).

Cette formule concise indique exactement tout ce qu'il faut faire ; tous les mots portent et aucun n'est négligeable.

Cette attitude comporte quelques remarques :

1° Elle constitue par elle-même un exercice. Il ne s'agit pas en effet d'une position de repos que le sujet pourra conserver pendant de longues heures, mais d'une position tendue, nécessitant un effort réel ; c'est ce que nous appelons une attitude-exercice.

2° L'attitude debout fixe est très importante à bien connaître, car elle servira de point de départ à la plupart des exercices orthopédiques à faire debout.

3° Toute la difficulté de cette attitude réside dans le fait de porter *simultanément* en arrière : le ventre, les épaules et le menton. On peut d'ailleurs, pour faciliter au malade la mémoire des principes essentiels de cette attitude, lui faire observer qu'il doit viser à tout porter en arrière : ventre, épaules, menton. Une seule partie du corps, en effet, doit venir en avant : la poitrine. Mais il n'y a pas lieu de s'en préoccuper, car si tout le reste est bien en place, elle viendra, d'elle-même, faire saillie en avant.

4° Il convient d'attirer particulièrement l'attention sur la position des bras qui doivent tomber naturellement le long du corps et non pas en arrière. Il est facile de se rendre compte en effet, comme le montre la figure 3, que le fait de porter les bras trop en arrière entraîne une ensellure considérable et fait saillir en avant, non pas le haut de la poitrine, comme cela doit être, mais la région thoracique inférieure.

5° Notre formule comporte : paume de la main en avant, ce qui n'est pas conforme à la position classique suédoise, mais nous plaçant ici au point de vue uniquement orthopédique, nous voyons tout avantage à cette attitude de la main qui entraîne, selon l'expression courante, le petit doigt sur la couture du pantalon. On s'aperçoit facilement, en faisant passer la main de la position paume en dedans, à la position paume en avant, que les épaules subissent un mouvement de rotation qui les rejette en arrière, et qu'ainsi la poitrine se trouve nettement dégagée.

ATTITUDE ASSIS FIXE

Cette attitude comporte un siège suffisamment élevé pour que la jambe étant verticale, la cuisse soit horizontale. La base de sustentation étant ici la région fessière, il importe d'assurer un appui également réparti sur les deux fesses. Les cuisses étant horizontales et les genoux au contact, le reste de la position se prendra comme dans l'attitude debout fixe. Nous aurons ainsi la formule :

Talons joints, pointes écartées ;

Genoux au contact ;

Corps droit ;

Épaules à la même hauteur et rejetées en arrière ;

Bras tombant naturellement le long du corps ;

Paume de la main en avant ;

Cou droit ;

Tête droite ;

Menton rentré.

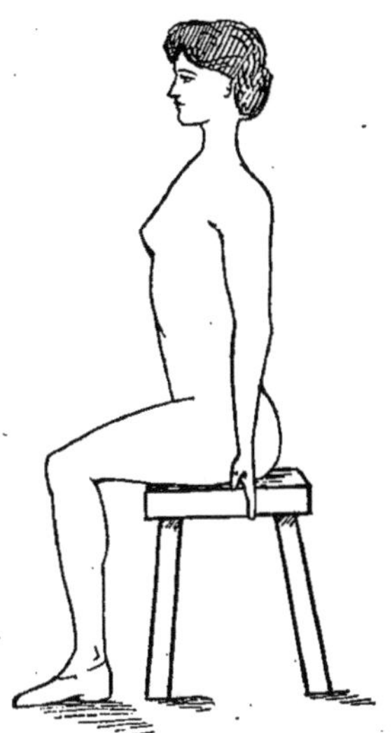

Fig. 4. — Attitude assise fixe.

Les mêmes observations relatives à la position des bras qui doivent tomber le long du corps et non en arrière seraient à répéter ici.

ATTITUDE COUCHÉ FIXE

Cette attitude nécessite un plan plus long que le corps, large d'au moins 50 centimètres et suffisamment dur. Le sujet, couché sur le dos, prend exactement la même attitude que debout fixe.

ATTITUDES ET MOUVEMENTS DÉRIVÉS
DE LA STATION DEBOUT FIXE

Dans ces divers exercices le sujet devra amener les bras à la position demandée, en ayant soin, comme nous l'avons vu plus haut, de conserver au reste du corps la position de départ.

MAINS AUX HANCHES

Position de départ : debout fixe.

La manière classique suédoise veut qu'on amène la main à la hanche en plaçant le pouce en arrière (fig. 5). Quant à moi, je préfère, au point de vue orthopédique, amener les mains aux hanches avec pouce en avant (fig. 6 et 7) et ceci pour plusieurs raisons.

Si l'on considère la position mains aux hanches comme dérivée de la position debout fixe telle que nous l'avons décrite, c'est-à-dire avec paume de la main en avant, il est tout naturel d'amener la main à la hanche en plaçant le pouce en avant : le mouvement n'exige ainsi qu'une ascension verticale de la main sans rotation de l'épaule, tandis que pour amener la main à la hanche, pouce en arrière, on est obligé de faire subir au bras, et par conséquent à l'épaule, une rotation en dedans de 180 degrés. Cette rotation en dedans, loin de favoriser l'expansion de la poitrine, a une tendance, si le sujet n'y prend particulièrement garde, à rétrécir au contraire la poitrine. La démonstration en est facile à faire, en se plaçant devant une glace et en exécutant soi-même le mouvement.

Une deuxième raison pour laquelle je préfère l'attitude mains aux hanches avec pouce en avant, c'est qu'au point de vue orthopédique l'appui effectif des mains aux hanches est d'un grand secours comme exercice de redressement volon-

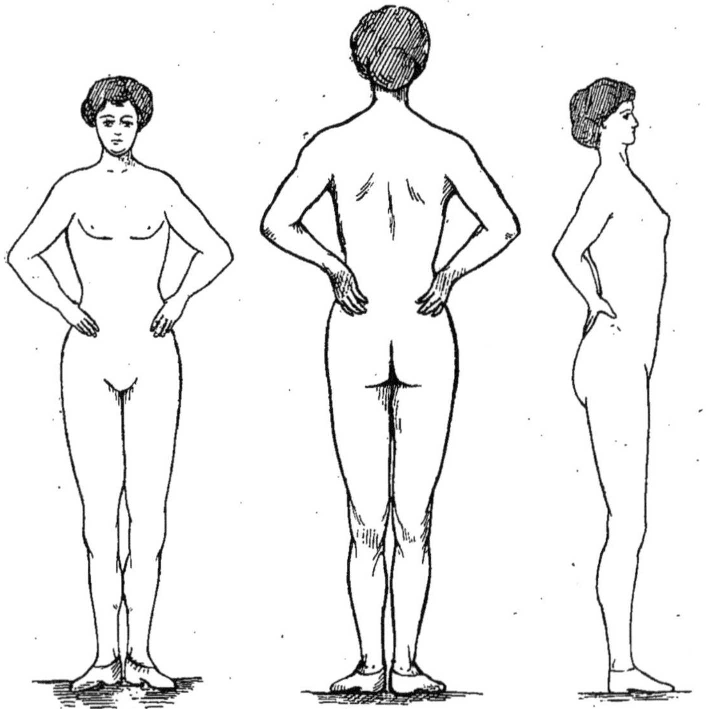

Fig. 5. — Mains aux hanches (méthode suédoise).

Fig. 6. — Mains aux hanches (pouces en avant).

Fig. 7. — La même attitude (de profil).

taire. Nous verrons plus loin, à propos de la scoliose, comment on l'utilise. Or, si l'on appuie fortement les mains aux hanches avec le pouce en arrière, on s'aperçoit facilement que tout l'effort porte sur le pouce et que des quatre doigts placés en avant, seul l'index supporte une légère pression. Si, au contraire, nous faisons la même expérience avec pouce en avant, nous voyons que la pression se trouve beaucoup mieux répartie sur la paume de la main qui vient prendre point d'appui sur la crète iliaque et la région fessière. J'ai constaté d'ailleurs, comme confirmation de ce que j'avance, que le redressement volontaire de mes scoliotiques placés sous la toise et s'aidant de l'appui effectif des mains aux hanches se faisait mieux et plus facilement avec le pouce en avant.

Depuis de nombreuses années j'ai adopté cette manière de faire, ignorant si d'autres avant moi en avaient eu l'idée. Or j'ai eu la satisfaction de constater récemment que le professeur Knopf de New-York[1] faisait pratiquer également à ses malades l'appui aux hanches, tel que je viens de l'indiquer. Mais le hasard des lectures m'a fait voir que cette façon que je préconise de mettre les mains aux hanches se retrouve dans le Cong-Fou des Tao-Tsé, ainsi qu'en fait foi la gravure que je reproduis ci-contre (fig. 8), tirée du remarquable ouvrage de N. Dally sur la cinésiologie[2].

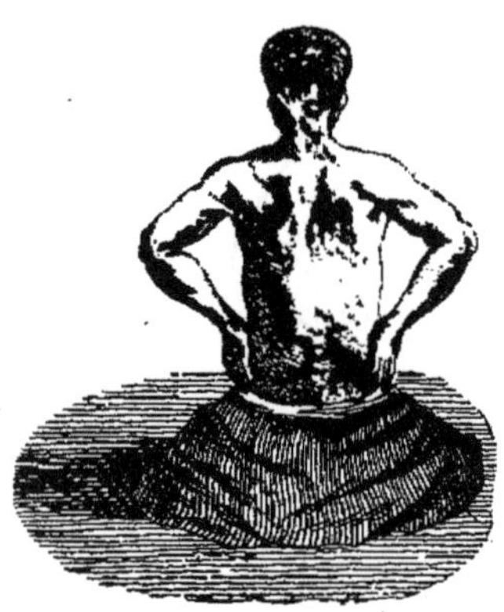

Fig. 8. — Position des mains aux hanches figurée dans le Cong-Fou.

MAINS A LA POITRINE

Position de départ : debout fixe.

L'exercice consiste à amener les mains devant la poitrine,

1. *Congrès de la Tuberculose*, Washington, octobre 1908. « Tuberculose chez les enfants, Etiologie, Prévention, Traitement. »
2. Voir fascicule I, ix-9 par Wetterwald.

à la hauteur des épaules, la paume de la main regardant en bas, le pouce touchant la poitrine, les coudes à la hauteur des épaules et rejetés le plus possible en arrière jusqu'à ce que le sujet sente en arrière entre les deux épaules un léger effort ou contraction (fig. 9).

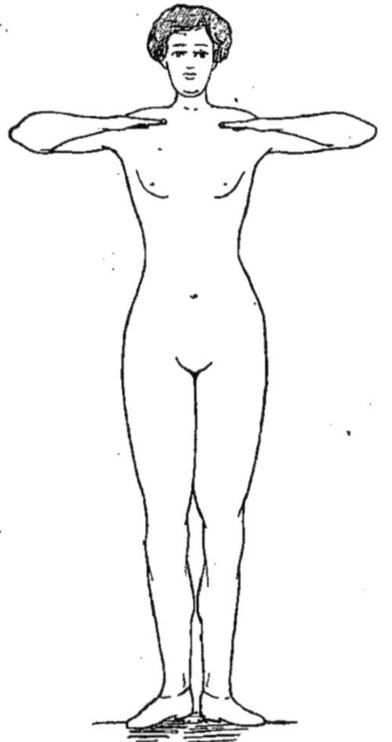
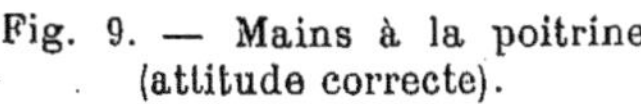
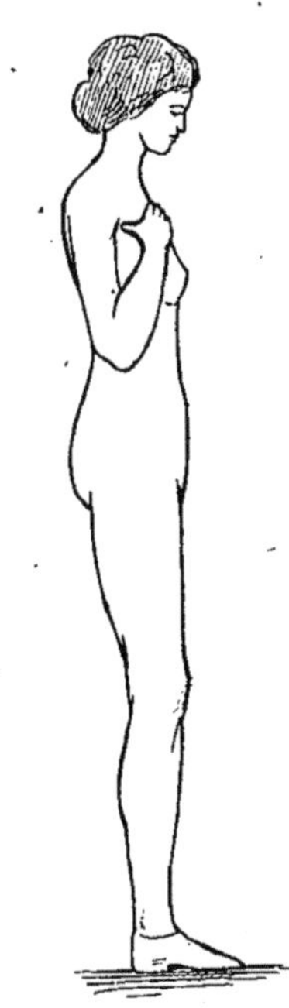

Fig. 9. — Mains à la poitrine (attitude correcte).　　　Fig. 10. — Mains à la poitrine (forme incorrecte).

Défauts à éviter : il faut veiller, pendant qu'on porte les coudes en arrière à maintenir les pouces au contact de la poitrine, et à ne pas en même temps abaisser les coudes (fig. 10).

Il convient également de veiller soigneusement à maintenir le ventre rentré, car instinctivement on a tendance à le porter en avant à mesure que les coudes se portent en arrière. Mais ceci rentre dans la prescription générale de respect de la position de départ sur laquelle nous avons insisté précédemment et dont nous retrouverons à chaque exercice la nécessité absolue.

MAINS A LA NUQUE

Position de départ : debout fixe.

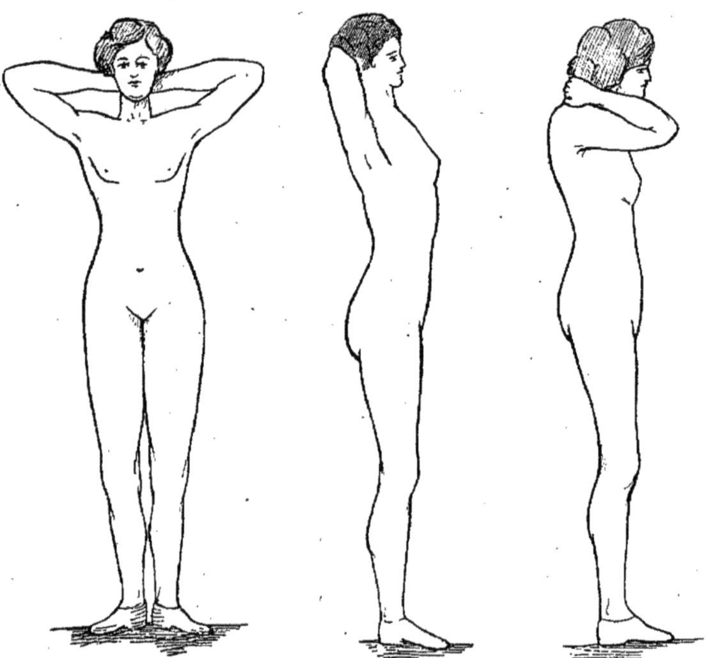

Fig. 11. — Mains à la nuque (attitude correcte).

Fig. 12. — Mains à la nuque (profil, attitude correcte).

Fig. 13. — Mains à la nuque (attitude incorrecte).

L'exercice consiste à amener les mains derrière la nuque en ayant soin de porter les coudes le plus possible en arrière ; les doigts et les poignets doivent rester bien étendus.

Défauts à éviter : ils ressortent tous de l'oubli de la position de départ et consistent principalement dans l'abaissement de la tête et du menton et dans la projection du ventre en avant.

Pour faciliter l'exercice aux malades, on peut leur rappeler que ce sont les mains qui doivent aller se placer

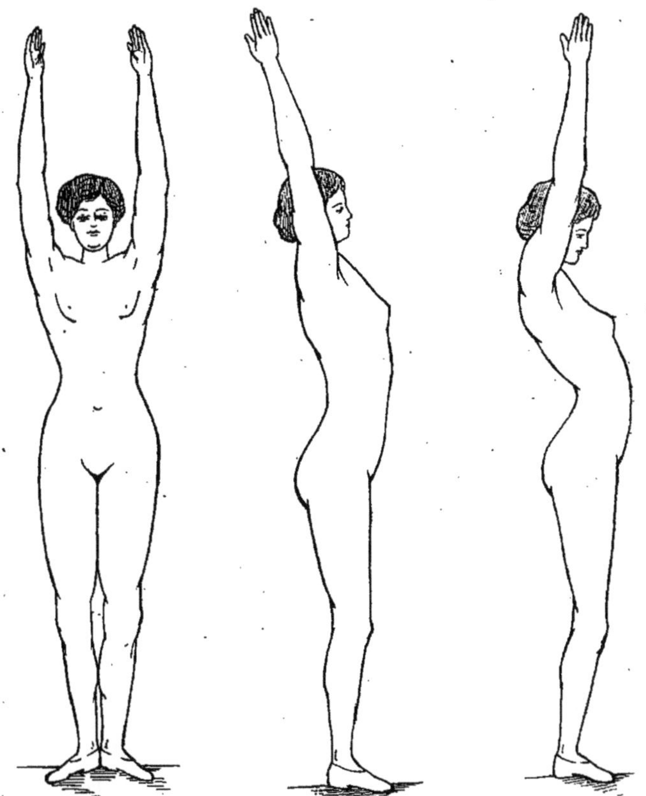

Fig. 14. — Élévation des bras (correcte).　　Fig. 15. — Élévation des bras (correcte).　　Fig. 16. — Élévation des bras (incorrecte).

derrière la nuque et non la tête qui en s'abaissant doit venir au-devant des mains.

ÉLÉVATION DES BRAS AU-DESSUS DE LA TÊTE

Position de départ : debout fixe.

Les bras sont élevés verticalement dans le plan frontal,

restant bien tendus jusqu'à ce que les mains arrivent à une distance égale à la largeur des épaules. Pendant l'élévation des bras il se produit une rotation qui fait qu'arrivées au summum de leur course, les deux paumes se regardent.

Défauts à éviter : comme le montre la figure 16, il faut éviter de porter le ventre en avant, d'arrondir le dos et de baisser la tête, c'est-à-dire maintenir la position de départ.

Il est préférable aussi de pratiquer l'élévation des bras dans le plan frontal plutôt que dans le plan sagittal, car le mouvement d'élévation des bras étant particulièrement employé comme mouvement respiratoire, il y a intérêt à favoriser le développement de la poitrine au lieu de la resserrer comme le ferait ledit exercice dans le plan s'agittal.

MOUVEMENTS DE CIRCUMDUCTION DES BRAS

Position de départ : debout fixe.

Cet exercice consiste à exécuter la rotation des bras étendus autour de l'articulation de l'épaule. Il peut se faire d'un seul côté ou avec les deux bras à la fois.

On devra avoir soin de porter les bras aussi loin que possible en arrière, en évitant toutefois de porter le ventre et la tête en avant. Ce mouvement pourra servir avantageusement d'exercice respiratoire à condition de faire coïncider l'inspiration avec l'élévation des bras en avant et l'expiration avec le retour des bras en arrière et en bas.

Les autres mouvements de bras, tels que: abduction, élévation en avant, ne présentent rien de particulier à noter. Ils servent le plus souvent à composer des attitudes de départ qui rendent l'exercice plus ou moins difficile.

MOUVEMENTS DE LA TÊTE

Les mouvements de la tête consistent en flexion, extension et rotation. Ils doivent être exécutés en ayant soin de laisser les épaules et le corps immobiles, de façon à localiser le mouvement dans la région cervicale du rachis.

Nota. — Tous les exercices que nous venons de voir peuvent se répéter en prenant comme point de départ l'attitude assis fixe.

EXERCICES D'ÉQUILIBRE

Ces exercices sont très utiles pour discipliner la coordination musculaire : ils apprennent aux jeunes malades à diriger la contraction de leurs muscles antagonistes nécessaires à un équilibre bien exécuté. Même chez les malades qui n'arrivent jamais (et il y en a) à exécuter correctement ces divers exercices, la recherche de l'équilibre, avec l'effort de volonté qu'elle comporte, est toujours fort utile. Il convient toutefois de donner à l'enfant quelques explications sur la manière la plus simple d'arriver au résultat pour ne pas le laisser s'épuiser et perdre courage après de vaines tentatives réitérées. Le fait de se tenir en équilibre sur un pied paraît à la plupart d'entre nous une chose fort simple et à la portée de tout le monde. Instinctivement et sans avoir besoin de réfléchir, chacun de nous réalise son équilibre, les différences d'un sujet à l'autre portent surtout sur la durée pendant laquelle on peut tenir sur un pied. S'il est beaucoup d'enfants chez lesquels l'équilibre est ainsi instinctif, on en rencontre cependant un certain nombre chez lesquels un véritable apprentissage est indispensable : c'est pour ceux-là que j'ai cru devoir entrer dans un certain nombre de détails.

Tous les exercices d'équilibre devront être faits, autant que possible, devant une glace, comme nous le verrons plus

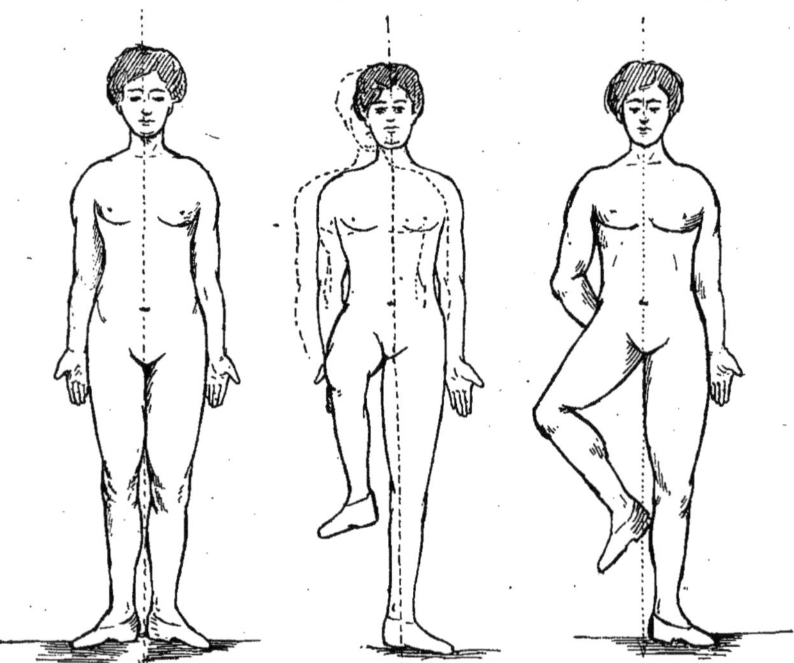

Fig. 17. — Direction de la verticale passant par le centre de gravité du corps en position normale debout.

Fig. 18. — Direction de la verticale passant par le centre de gravité dans la station sur un pied (exercice correct).

Fig. 19. — Exercice incorrect. Équilibre instable.

loin à propos des exercices spéciaux au traitement de la scoliose.

Equilibre sur un pied (alternativement à droite et à gauche).

Position de départ : debout fixe.

Les mains seront placées soit aux hanches, soit à la nuque, soit en diverses autres positions suivant que l'on veut rendre l'exercice plus ou moins difficile.

Préparation de l'équilibre : pour pouvoir se tenir en équilibre sur un pied, il est nécessaire que la verticale

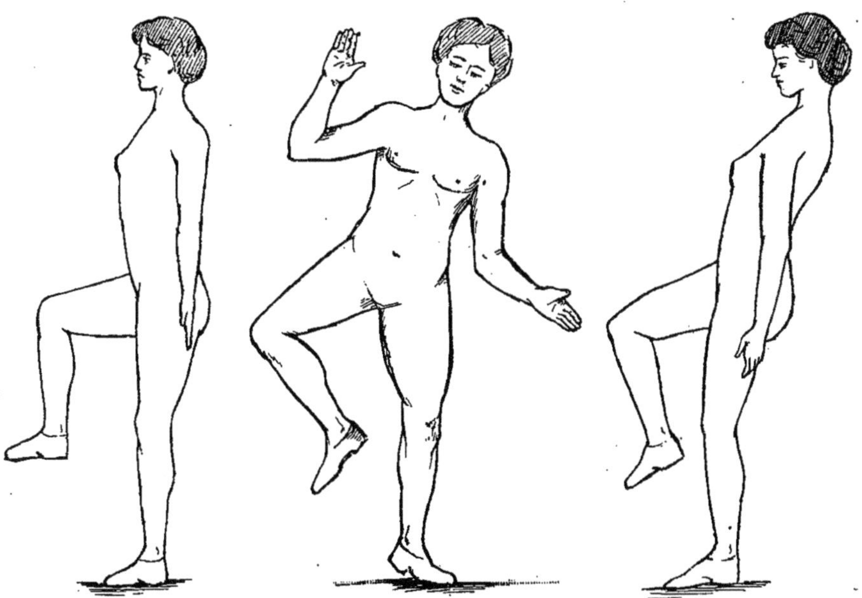

Fig. 20. — Équilibre sur un pied (attitude correcte).

Fig. 21. — Exercice incorrect. Équilibre instable et sans valeur rééducative.

Fig. 22. — Équilibre stable, mais forme incorrecte au point de vue de la rééducation de l'attitude.

passant par le centre de gravité du corps vienne rencontrer la base de sustentation représentée ici par la surface de contact du pied avec le sol. Lorsque nous nous tenons debout sur les deux jambes, cette verticale vient tomber entre les deux pieds. Si donc nous nous contentions, pour nous mettre en équilibre sur une jambe, de lever l'autre, le corps se trouverait nécessairement entraîné du côté de la jambe qui se lève. Il faut donc de toute nécessité faire subir au corps un léger balancement latéral pour amener le centre de gravité au-dessus du pied qui doit rester à terre. C'est ce que presque tous nous faisons instinctivement, mais c'est ce qu'il faut expliquer à certains enfants chez qui ce balancement latéral n'est pas instinctif et qui dès lors s'épuisent en vains efforts pour réaliser un équilibre.

Exécution de l'exercice. — Après s'être porté légèrement du côté de la jambe qui doit supporter le corps, amener l'autre cuisse horizontale la jambe tombant verticalement, sans effort, le pied horizontal et la pointe en dehors. Tenir un instant dans cette position, puis revenir à la position de départ.

Défauts à éviter : Il faut éviter de porter le haut du corps en arrière ou de côté, ce qui se fait instinctivement pour faire équilibre au poids de la jambe qui se lève. Pour un bon équilibre, la jambe sur laquelle on s'appuie doit être bien tendue, le buste rigide les épaules à la même hauteur.

Il faut en un mot qu'en regardant le buste du sujet, sans regarder ses jambes, on ne puisse pas dire s'il appuie sur une jambe ou sur deux.

On répétera le même exercice alternativement à droite et à gauche plusieurs fois de suite.

AUTRES EXERCICES D'ÉQUILIBRE

On pourra exercer les malades à se tenir en équilibre debout, les deux pieds placés l'un devant l'autre ; puis les faire marcher en suivant une ligne droite tracée sur le sol, les pieds placés bout à bout. On pourra utiliser dans certains cas un plan incliné étroit sur lequel on fera marcher les malades en montant, en descendant, en marche avant, en marche arrière. On pourra enfin compliquer tous ces exercices d'équilibre et assurer une meilleure tenue du corps en faisant porter sur la tête un poids léger que l'enfant devra éviter de laisser tomber pendant ces divers mouvements. L'idée de cet exercice déjà bien ancien est venue de l'observation journalière des personnes qui ont l'habitude de porter un fardeau (léger) sur leur tête (petits pâtissiers, garçons bouchers), ce qui les oblige à donner à leur corps une attitude particulièrement redressée. Chez les jeunes enfants, on arrive ainsi à faire d'un excellent exercice un véritable jeu.

FLEXIONS DU TRONC

Les flexions du tronc peuvent se faire en avant, en arrière et de côté.

1° *Flexion du tronc en avant.*

Positions de départ.
- Debout fixe.
- Décubitus dorsal.
  - Mains le long du corps.
  - — aux hanches.
  - — aux épaules.
  - — à la nuque.

La flexion du tronc en position de départ debout fixe, jouit à tort d'une grande importance comme exercice orthopédique. L'effort à déployer pour les muscles abdominaux y est nul à cause du poids du corps. Ce sont plutôt les muscles antagonistes qui travaillent, aussi je ne l'emploie guère que dans certains cas particuliers comme exercice de coordination, car il faut à certains sujets un véritable travail pour arriver à faire une flexion correcte sans oscillations multiples à droite ou à gauche.

Si dans la flexion du tronc on ne cherche que l'assouplissement du rachis, l'exercice conserve toute sa valeur ; toutefois il convient de s'en méfier lorsqu'on l'applique à la scoliose. Chacun sait que la flexion du tronc en position debout sert couramment dans le diagnostic de la scoliose. Elle permet de faire ressortir, en l'exagérant, la rotation verté-

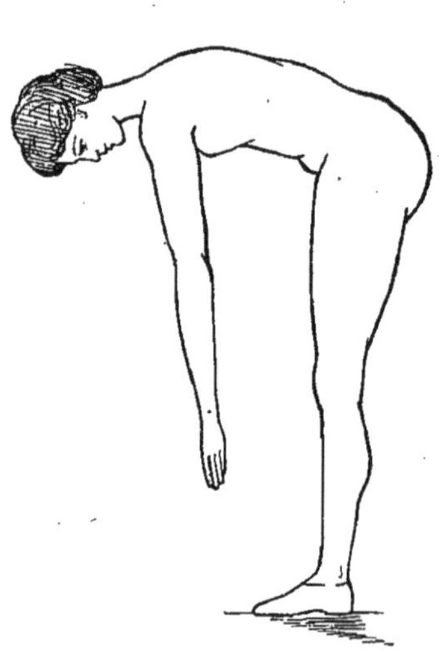

Fig. 23. — Flexion du tronc en avant.

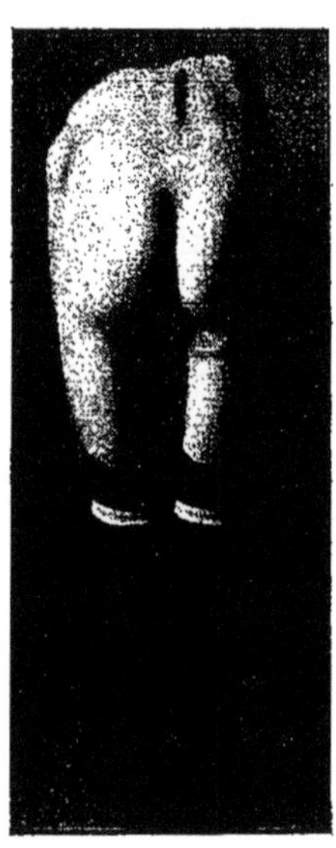

Fig. 24. — Voussure scoliotique dorsale droite mise en évidence par la flexion du tronc en avant.

brale, et par conséquent, la saillie costale. Aussi est-ce une raison, comme l'a fort bien montré Ombredanne, pour être réservé dans l'emploi de la flexion antérieure chez les scoliotiques, car tous ont plus ou moins de la rotation, et cet exercice ne fait que l'augmenter.

Si l'on veut exercer les muscles abdominaux, il est préférable de prendre comme position de départ le décubitus dorsal fixe et de graduer peu à peu la difficulté de l'exercice en plaçant les mains successivement aux hanches, aux épaules, à la nuque, etc., ce qui revient à déplacer le centre de gravité.

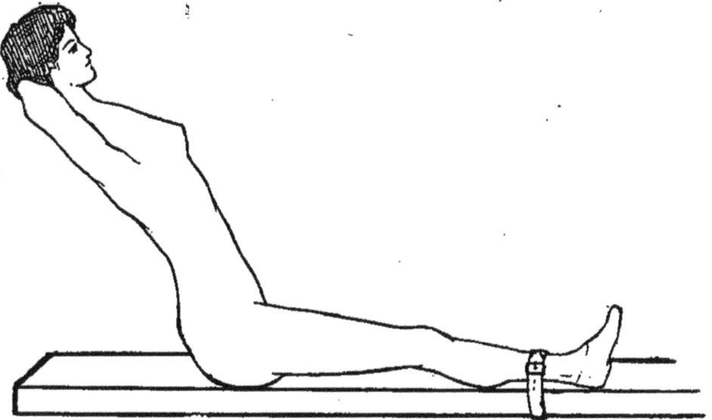

Fig. 25. — Flexion du tronc en avant en partant du décubitus dorsal.

Il sera bon de donner un point d'appui au niveau des pieds soit avec la main, soit avec une ceinture passée sous le plint.

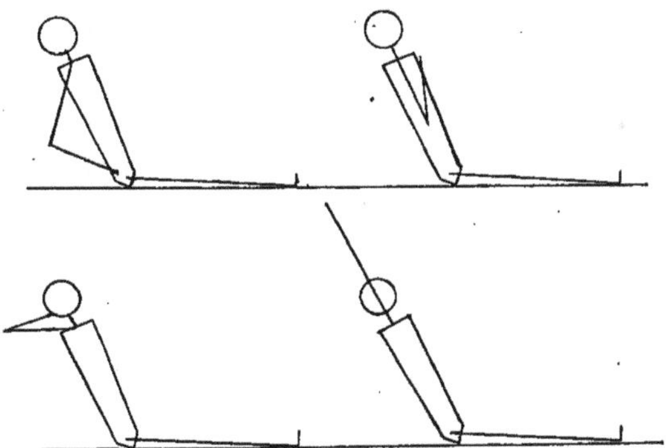

Fig. 26. — Diverses positions des bras permettant de graduer l'effort dans l'exercice précédent.

On évite ainsi au sujet des efforts inutiles et on lui permet de localiser son énergie sur la contraction des muscles abdominaux qui sont ici en jeu.

2° *Flexion du tronc en arrière*.

Positions de départ.
{ Debout fixe.
{ Décubitus ventral. } Mains dans le dos. — aux hanches. — à la nuque. Bras allongés de chaque côté de la tête.

L'exercice consiste à fléchir le haut du corps en arrière, en ayant soin de faire porter la flexion également sur toute la hauteur du rachis.

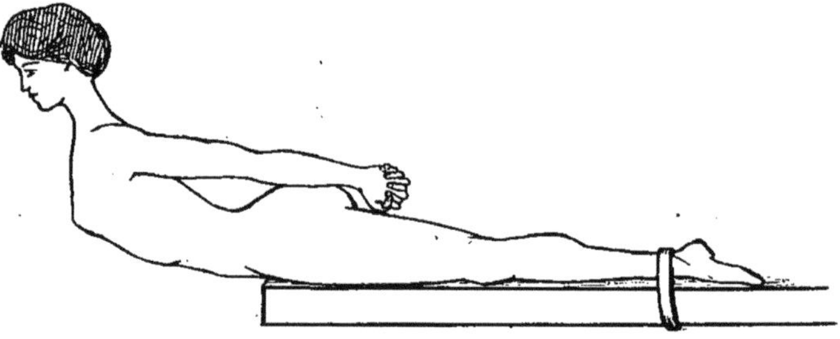

Fig. 27. — Flexion du tronc en arrière (correcte).

Il est utile, lorsqu'on part du décubitus ventral, de donner un point d'appui aux pieds, pour les mêmes raisons que dans la flexion antérieure.

Cet exercice est assez difficile à exécuter correctement. Il conduit presque toujours à l'ensellure exagérée de la région lombaire. Aussi lorsqu'on le fait exécuter en décubitus, est-il bon de recommander au malade de ne pas chercher à se redresser très haut, ce qui amène presque infailliblement la flexion lombaire à angle droit, mais de chercher surtout à creuser la région interscapulaire en portant en arrière la tête et les épaules.

Si l'on recherche dans cet exercice spécialement l'assouplissement du dos, il est préférable d'employer le procédé que nous indiquerons plus loin à propos de la cyphose.

Si l'on n'a en vue que de fortifier les muscles dorso-lombaires, on peut avec avantage employer un des deux procédés suivants :

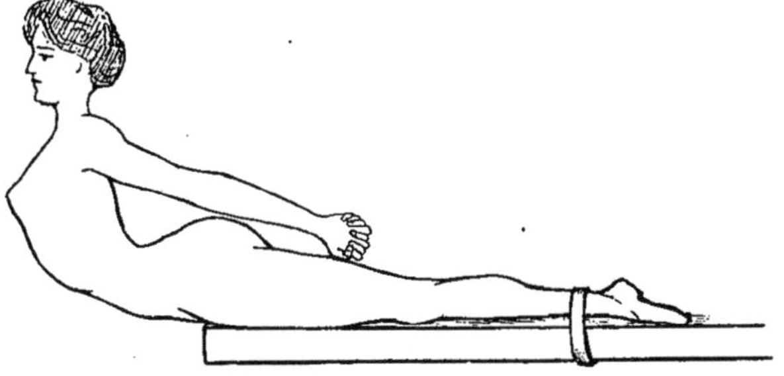

Fig. 28. — Flexion du tronc en arrière (incorrecte).

1° Procédé suédois : c'est le procédé classique qui consiste à faire placer le malade debout devant la bomme, réglée de façon qu'elle puisse servir de point d'appui au-dessous de la

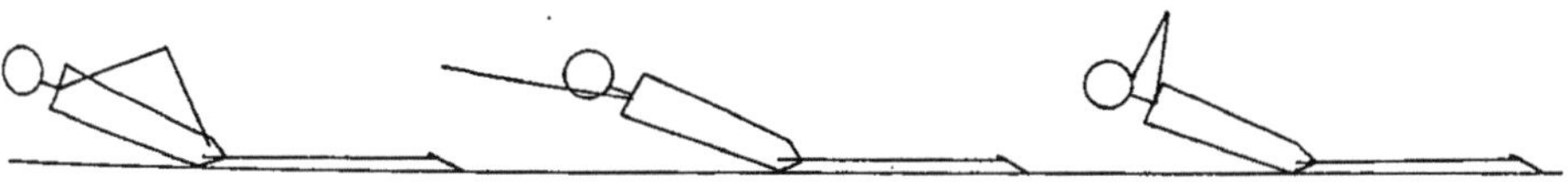

Fig. 29. — Positions des bras permettant de graduer l'effort
dans la flexion du tronc en arrière.

ligne de flexion du bassin. Le sujet ayant fait préalablement la flexion en avant, on lui donne une résistance graduée pendant le redressement du tronc. A cet effet, le médecin placé derrière le malade appuie la main sur le dos plus ou moins près de la tête, suivant la résistance qu'il veut donner.

2° Procédé de la ceinture (personnel).

Position de départ : debout fixe.

Le médecin se place derrière le sujet et lui met une ceinture de façon à passer entre les crêtes iliaques et les trochanters.

Le sujet fait la flexion en avant.

Au moment où il commence à se redresser, le médecin place sa main droite sur le dos et donne une résistance convenable, tandis qu'avec la main gauche il tire sur la ceinture

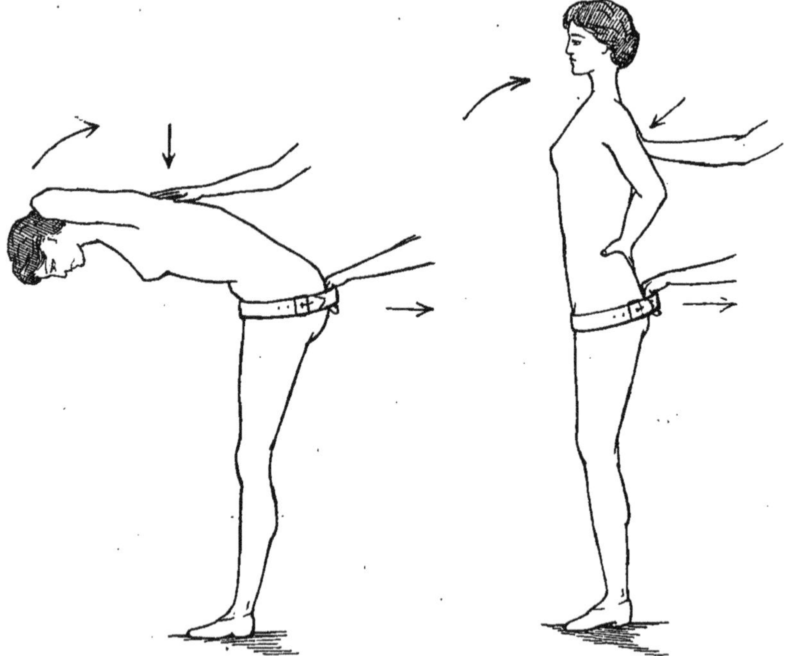

Fig. 30. — Exercice de la ceinture
(départ).

Fig. 31. — Exercice de la ceinture
(arrivée).

de façon à donner au malade un point d'appui (qui remplacera la bomme). Suivant la résistance à donner, la main droite pourra être placée plus ou moins près de la nuque, et suivant la forme de la déviation sur la ligne médiane du dos, ou un peu de côté.

Ici, comme dans tous les exercices avec résistance graduée, il importe de n'augmenter la résistance que peu à peu et de ne jamais la donner assez forte pour empêcher le malade d'effectuer son mouvement. La résistance doit être telle que le malade puisse réaliser correctement et sans à-coups le mouvement prescrit tout en dépensant un certain effort.

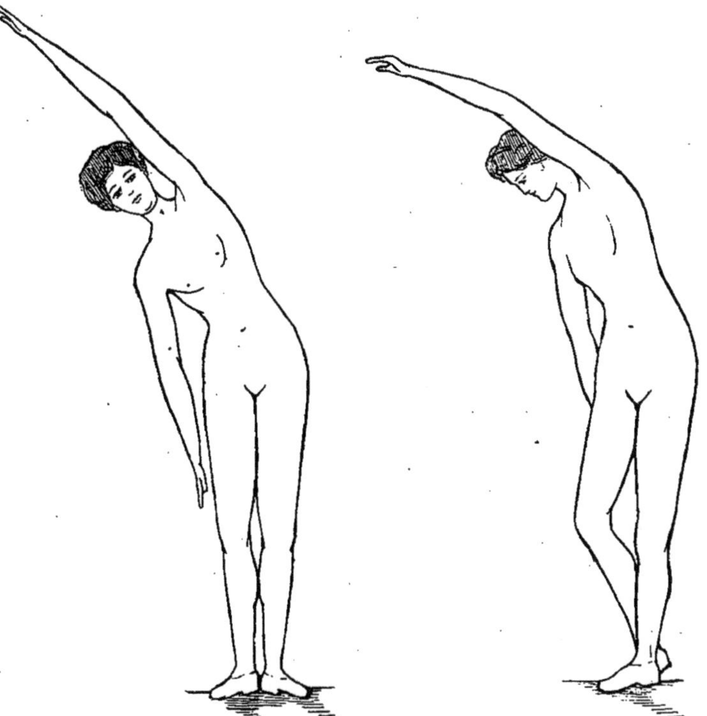

Fig. 32. — Flexion latérale du tronc (correcte).

Fig. 33. — Flexion latérale du tronc (incorrecte).

3° *Flexion latérale du tronc*.

Positions de départ. { Debout fixe.
{ Décubitus latéral.

α) *Debout fixe*. — L'exercice consiste à fléchir le corps dans un plan latéral et avec des positions de bras variées qui en graduent la difficulté.

Défauts à éviter. — Éviter de fléchir le genou du côté de la flexion, et avoir soin de laisser les deux pieds adhérents au sol.

Éviter la rotation du tronc, de manière que la flexion se fasse bien dans un même plan latéral.

β) *Décubitus latéral.* — Cette position de départ est très usitée dans certains exercices spéciaux, pour le traitement de la scoliose (voir plus loin).

ROTATION DU TRONC

Positions de départ. { Debout fixe.
Assis à califourchon.

L'exercice consiste à produire une rotation du rachis à droite ou à gauche, de façon à amener le plan des épaules aussi oblique que possible par rapport au plan des hanches qui doit rester fixe.

La tête suit le mouvement des épaules en conservant son rapport normal avec elles.

La difficulté de cet exercice en position de départ debout fixe réside dans la presque impossibilité qu'il y a à conserver aux hanches leur fixité. Comme le montre la figure n° 34, le bassin est presque toujours entraîné dans la rotation. La jambe du côté où se fait la rotation reste tendue, tandis que l'autre se met en flexion et adduction, avec soulèvement du talon. Si bien que la rotation qui, en principe, doit se passer dans le rachis, se fait presque tout entière dans les membres inférieurs.

Aussi je préfère de beaucoup prendre comme position de départ la position assise à califourchon, soit sur une chaise, soit sur le plint. De cette façon, le bassin se trouve fixé soli-

dement par l'intermédiaire des membres inférieurs qui
embrassent le siège et dès lors la rotation se passe nécessairement tout entière dans le rachis.

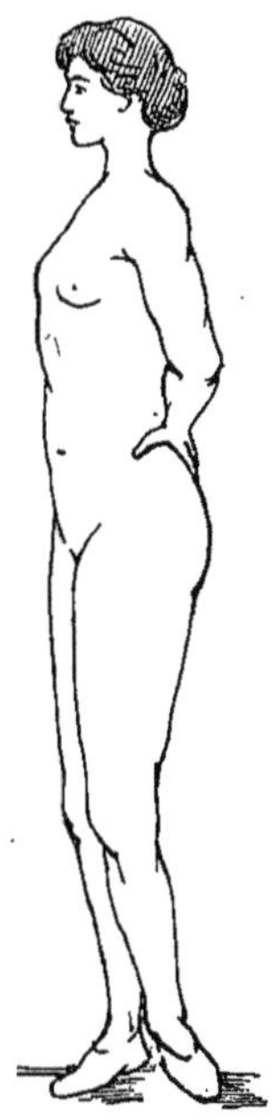

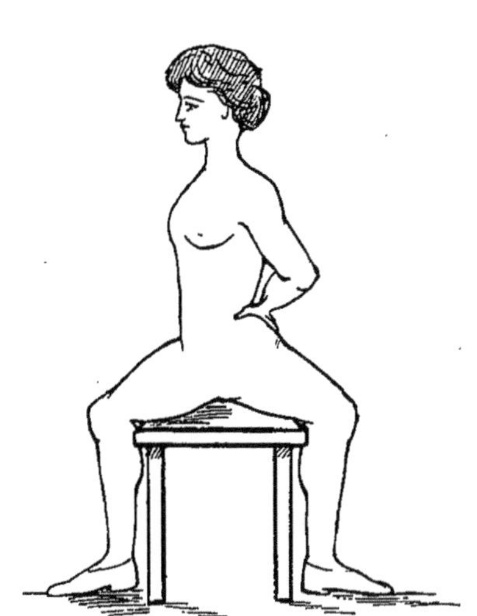

Fig. 34. — Rotation du tronc (incorrecte). (Le bassin et les
membres inférieurs sont en-
traînés dans la rotation.)

Fig. 35. — Rotation du tronc
(correcte). (Facilitée par la station assise qui fixe le bassin.)

EXERCICES DES MEMBRES INFÉRIEURS

Les mouvements de la cuisse (flexion, extension, abduction,
adduction) se pratiquent soit debout, soit couché. Ils ne présentent rien de particulier au point de vue orthopédique, non
plus que ceux de flexion et d'extension de la jambe, ni ceux,
assez compliqués, du pied, qui peuvent se faire soit libres,
soit avec une résistance graduée.

Toutefois, il y a lieu d'insister sur la circumduction de la cuisse et du pied, qui représentent comme la synthèse des différents mouvements élémentaires.

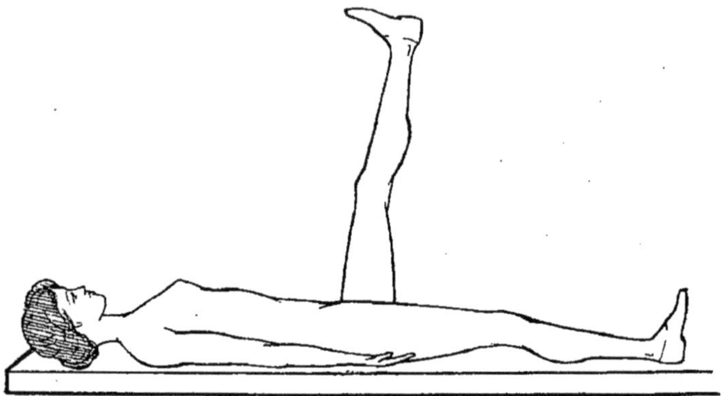

Fig. 36. — Flexion de la cuisse en décubitus. (Facile en levant alternativement les deux jambes, celle qui reste servant de point d'appui ; plus difficile en levant à la fois les deux jambes, si l'on exige qu'elles quittent en même temps le plan du lit.)

Circumduction de la cuisse.

Position de départ : debout en équilibre sur un pied (voir plus haut les conditions de cet équilibre).

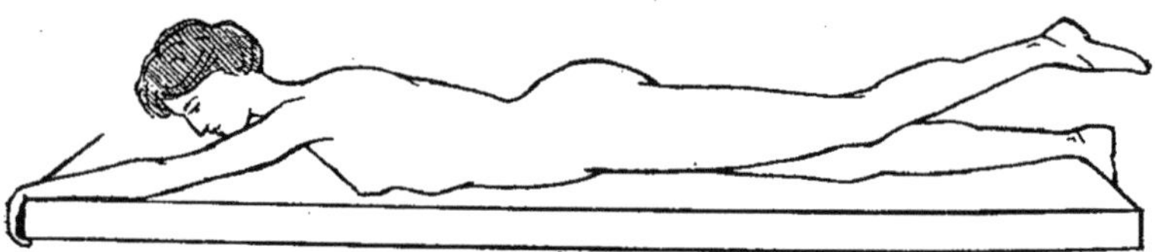

Fig. 37. — Extension de la cuisse. (Difficile sans prendre point d'appui avec les mains.)

L'exercice consiste à faire décrire au membre inférieur raidi un mouvement circulaire, comme le montre la figure 38. Pour bien localiser le mouvement dans la hanche à exercer, il faut exiger du sujet une immobilité aussi absolue que possible du bassin et des épaules. Ces dernières ont toujours tendance à décrire une circonférence en sens inverse de la rotation de la cuisse, et, en pareil cas, le mouvement se passe presque tout entier dans l'articulation coxo-fémorale opposée à celle qu'on veut mobiliser.

Il est préférable au début de faire cet exercice avec un léger appui de la main, de façon que le malade n'ait pas à s'inquiéter de son équilibre.

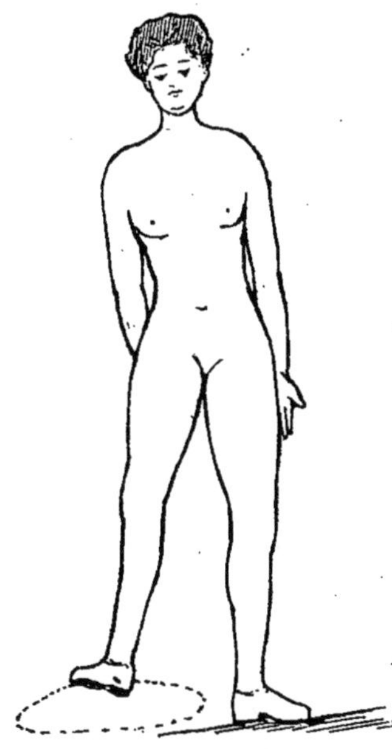

Fig. 38. — Circumduction de la cuisse.

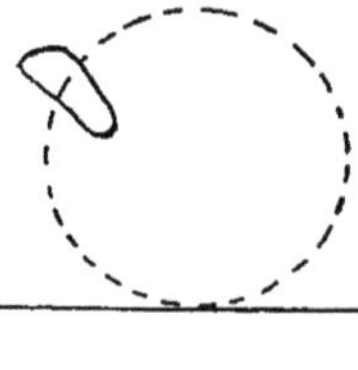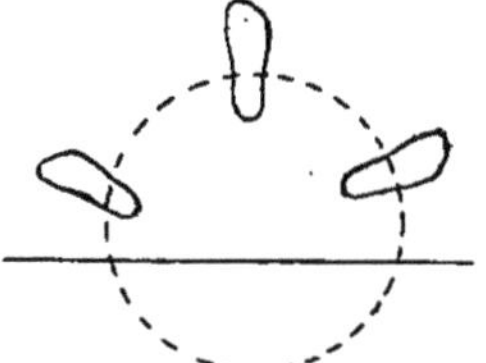

Fig. 39. — Mouvement circulaire du pied par rapport au plan frontal du corps : correct à droite, incorrect à gauche.

CIRCUMDUCTION DU PIED

Position de départ : debout, en équilibre unilatéral comme pour la circumduction de la cuisse.

L'exercice consiste à tracer une circonférence dans l'espace avec le bout du pied. Fait de cette façon, l'exercice se transforme très souvent, si l'on n'y veille de près, en une circumduction de la cuisse. Aussi, pour mieux localiser le mouvement, je préfère partir de la station assise, jambes croisées. Cette position, en immobilisant la cuisse, oblige le pied à se mouvoir réellement.

EXERCICES COMPLEXES

Tous les mouvements élémentaires que nous venons d'indiquer peuvent se combiner à l'infini de façon à former des exercices plus ou moins complexes. A titre d'exemple nous nous contenterons de décrire quelques-uns de ceux qui sont

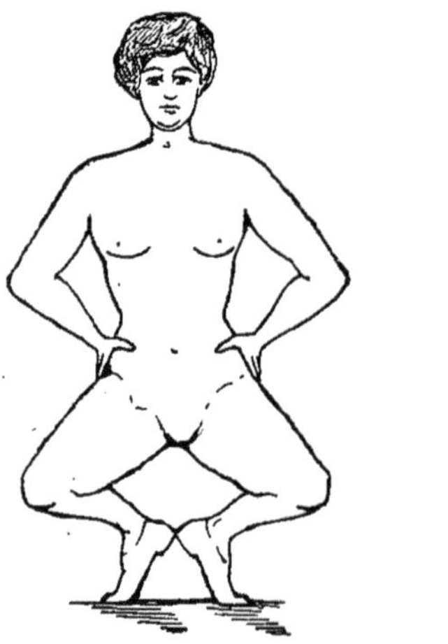

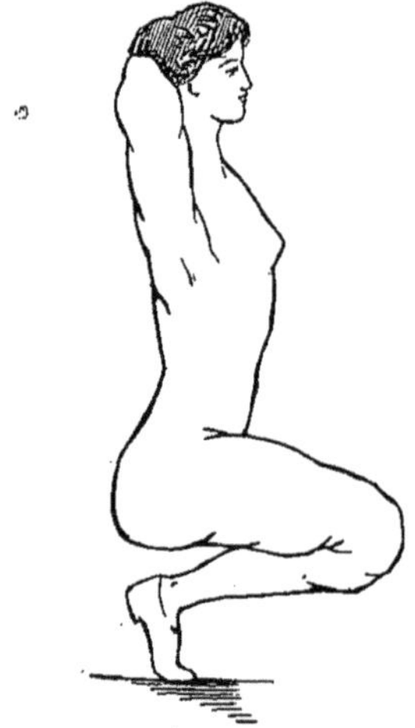

Fig. 40. — Exercice complexe en quatre temps (fin du 2ᵉ temps).

Fig. 41. — Le même de profil.

le plus employés. Ils constituent à la fois des exercices d'équilibre, d'assouplissement et d'effort musculaire.

EXERCICE COMPLEXE EN QUATRE TEMPS

Position de départ : debout fixe.

1ᵉʳ *Temps.* — Se lever sur la pointe des pieds.

2ᵉ *Temps.* — Fléchir les genoux, en s'abaissant le plus possible et en restant toujours sur la pointe des pieds. Le corps doit rester très droit et les épaules rejetées en arrière, la tête droite, le menton rentré.

3° *Temps*. — Se relever en restant toujours sur la pointe des pieds.

4ᵉ *Temps*. — Revenir à la position de départ en se laissant retomber doucement sur les talons.

'Pour bien exécuter cet exercice, il convient de placer les pieds à angle droit et d'envoyer au deuxième temps les genoux dans la direction de la pointe des pieds.

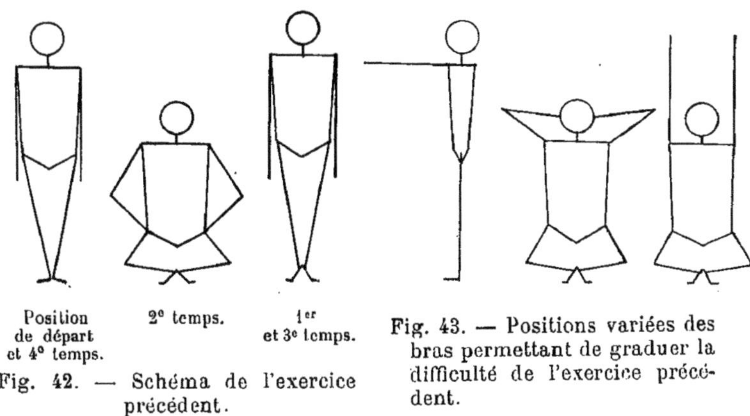

Position de départ et 4° temps. — 2ᵉ temps. — 1ᵉʳ et 3ᵉ temps.

Fig. 42. — Schéma de l'exercice précédent.

Fig. 43. — Positions variées des bras permettant de graduer la difficulté de l'exercice précédent.

On pourra au début, décomposer l'exercice et former avec le premier temps seul un exercice d'équilibre préparatoire.

La position des bras pourra varier de façon à graduer la difficulté de l'exercice. La position qui donne le plus de facilité est celle des bras étendus parallèlement en avant, à la hauteur des épaules. L'exercice avec mains à la nuque est au contraire beaucoup plus difficile.

FENTE DROITE

Position de départ : Debout fixe, position des bras variable suivant la difficulté que l'on veut donner à l'exercice.

Porter le pied droit en avant, parallèlement à sa position primitive (et non, comme on le fait trop souvent, en dehors ou en dedans fig. 44 *bis*); fléchir le genou à angle droit, laisser étendue la jambe qui reste en arrière ; porter le buste en avant, de façon à ce que les bras étendus, le tronc et la jambe restée en arrière soient sur une même ligne droite. On répète le même exercice en partant du pied gauche. La figure 44

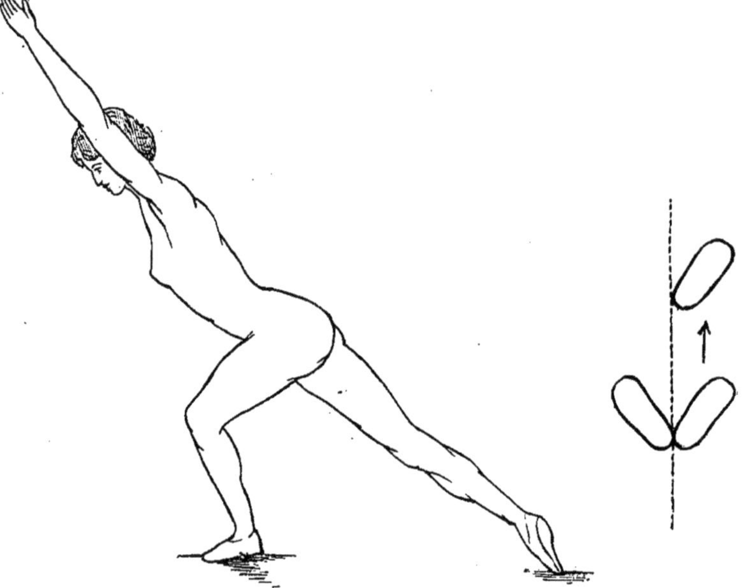

Fig. 44. — Fente droite (correcte).

Fig. 44 *bis*. — Position à donner aux pieds.

représente cet exercice combiné avec un mouvement des bras en avant, ce qui rend l'exécution plus difficile, mais constitue un excellent moyen respiratoire.

Cette fente peut se faire aussi en arrière; elle exerce alors plus spécialement les muscles postérieurs de la cuisse.

Il est à remarquer que cette fente laisse, si elle est bien faite, les hanches et les épaules horizontales, contrairement à la fente oblique dont nous allons parler.

FENTE OBLIQUE

Position de départ : Debout, pieds en équerre, main droite à l'épaule, main gauche tombant le long du corps.

Se fendre à droite, en portant le pied droit en avant parallèlement à sa position primitive (fig. 46 *bis*). Porter en même temps le tronc en avant et étendre le bras droit de façon que la jambe restée en arrière, le tronc et le bras étendu en avant soient sur une même ligne droite.

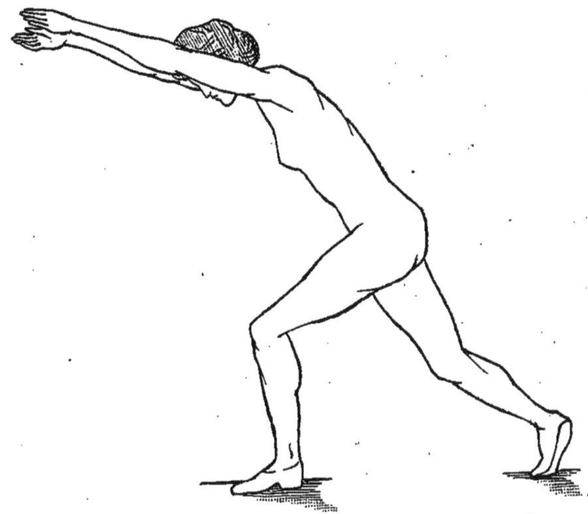

Fig. 45. — Fente droite (incorrecte).

Les figures 46 et 47 montrent la bonne et la mauvaise manière de faire cet exercice qui constitue à peu de chose près la fente d'escrime. Nous verrons plus loin, à propos du traitement de la scoliose, comment on l'utilise en le modifiant suivant la forme des courbures.

Cette fente constitue un exercice qui peut devenir déformant, aussi est-il bon, quand on l'emploie à titre simplement

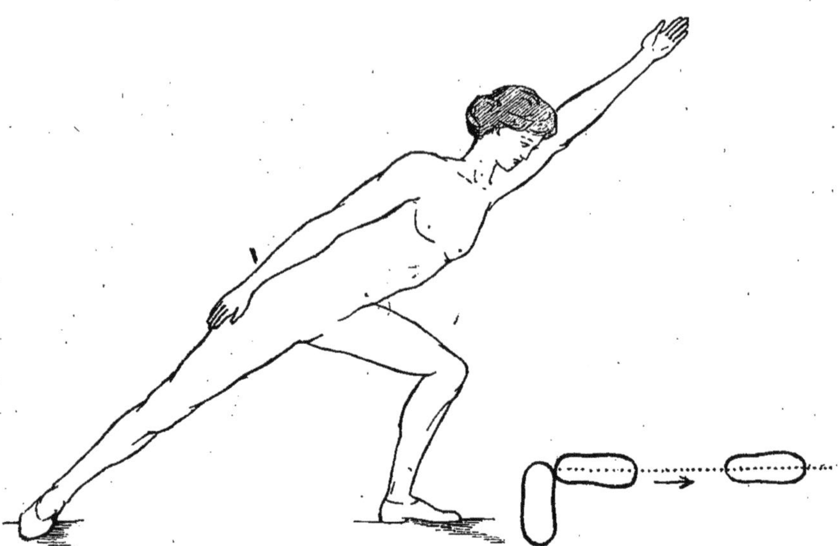

Fig. 46. — Fente oblique (correcte).   Fig. 46 *bis*. — Position à donner
aux pieds.

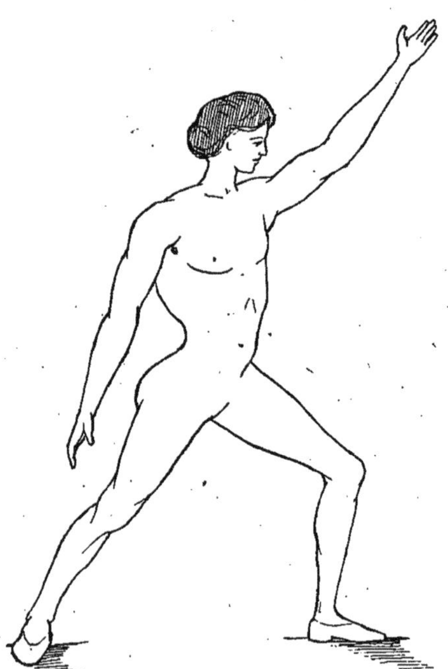

Fig. 47. — Fente oblique (incorrecte).

prophylactique, de le faire exécuter autant à droite qu'à gauche.

<h2 style="text-align:center">RESPIRATION</h2>

La respiration constitue la base de toute gymnastique, mais nous ne nous en occuperons pas ici, cette question étant traitée par le D\u02b3 Rosenthal avec tous les développements qu'elle comporte dans le fascicule n° III de ce même ouvrage.

J'ai seulement étudié plus loin la respiration dans ses rapports avec la scoliose (voir p. 99).

CHAPITRE V

ATTITUDES VICIEUSES

La plupart des orthopédistes admettent aujourd'hui la part prépondérante des attitudes vicieuses dans la production des déviations. Non pas que ces attitudes vicieuses suffisent à elles seules à constituer la déviation proprement dite ; elles doivent pour cela trouver un terrain favorable, c'est-à-dire une nutrition défectueuse, ce qui n'est malheureusement pas rare, qu'il s'agisse de rachitisme, de tuberculose ou de syphilis, etc. On comprend dès lors tout l'intérêt qu'il y a à prévenir chez les enfants les attitudes vicieuses et à les com-battre le mieux possible.

L'allure générale d'un individu est faite d'attitudes habi-tuelles qui se groupent et s'enchaînent d'une façon spéciale et finissent par leur continuité ou leur répétition fréquente par constituer l'individualité physique propre à chacun. Souriau[1] a fort bien étudié le déterminisme des attitudes et a même essayé d'en établir les lois.

Les attitudes variées que prend le corps humain sont déter-minées d'une part par le but à atteindre et de l'autre par la recherche de l'équilibre le plus stable assurant le moindre effort.

1. *L'Esthétique du mouvement,* par P. Souriau, 1 vol. in-8°, Paris, 1889, F. Alcan, édit.

Il est bien évident que dans la station debout par exemple, suivant qu'on restera inactif, ou qu'on se livrera à un travail manuel, la position en sera influencée. De même en station assise, selon qu'on cherchera simplement le repos, ou qu'au contraire on devra écrire, dessiner, etc., la position ne sera pas la même.

La recherche de l'équilibre le plus stable se traduit en station debout par l'écartement des pieds de façon à élargir la base de sustentation ; en station assise, par l'appui sur les coudes ou les avant-bras, joint à l'appui fessier.

Enfin le moindre effort sera obtenu en substituant la rigidité osseuse et ligamenteuse d'un membre à la résistance active des muscles, comme nous le verrons dans la position hanchée.

Il est à remarquer d'ailleurs que toute attitude prolongée tend à devenir asymétrique, comme si nous préférions concentrer la fatigue sur une partie du corps plutôt que de la répartir régulièrement et symétriquement. Il est vrai qu'on a la ressource, lorsque la fatigue devient trop intense, de passer à l'attitude inverse. La logique voudrait qu'après être resté un certain temps en position hanchée gauche, on passât pour se reposer en position hanchée droite. Toutefois cette loi d'alternance posée par Souriau me semble souvent en défaut dans la pratique. C'est en effet, d'une façon générale, le hancher gauche qui semble nettement prédominer, et la meilleure preuve en est dans les conséquences de surcharge que nous observons journellement à gauche chez les enfants et adolescents. Tous les orthopédistes semblent d'ailleurs unanimes à ce sujet, le hancher gauche est le plus habituel. Nulle part, cependant, je n'en ai trouvé d'explication. Voici celle qui me semble la plus vraisemblable.

Dans le hancher gauche, le pied gauche se trouvant en

arrière, donne au corps un solide point d'appui qui permet au bras droit de se porter en avant avec facilité et sans risquer la perte de l'équilibre. Essayez au contraire en position hanchée droite de vous servir du bras droit, et vous en verrez de suite la difficulté. En somme, le hancher gauche libère le bras droit.

Une contre-épreuve paraît toute naturelle à faire chez les gauchers; mais elle n'est pas aussi concluante qu'on pourrait le croire, car les véritables gauchers sont très rares, presque tous sont ambidextres.

Une attitude vicieuse est une position du corps contraire aux lois de la statique normale et qui, trop souvent reprise, peut contribuer à provoquer une difformité permanente.

Les positions normales du corps dans les deux stations usuelles debout et assise sont les suivantes :

Dans la station debout, les talons étant réunis, les pieds formant un angle de 60° environ, la jambe modérément tendue, la tête et le tronc doivent être droits, sans raideur, les bras tombant naturellement le long du corps.

Dans la station assise, le tronc doit rester droit, le corps reposant également par les deux ischions sur le plan horizontal d'appui.

Ce sont là des positions actives, il est vrai, mais que l'on est convenu d'appeler normales, comme étant les plus favorables à l'accomplissement des grandes fonctions (respiration, circulation), tout en maintenant, dans la charpente osseuse du corps, l'harmonie propre aux meilleures conditions d'équilibre.

En dehors de ces positions normales, une attitude peut devenir vicieuse si elle est trop souvent répétée, et imparfaitement compensée par des exercices corporels bien choisis et suffisamment fréquents.

En somme, ce qui constitue le vice d'une attitude, c'est moins la déformation passagère qu'un simple effort de volonté suffit à corriger, que sa trop fréquente répétition.

L'attitude vicieuse se distingue de la difformité en ce qu'elle est, contrairement à cette dernière, immédiatement susceptible de disparaître, soit sous l'influence de la volonté, soit par suppression de la cause qui l'a engendrée. Mais, peu à peu, à mesure que l'habitude de se mal tenir devient plus ancienne, si la musculature faiblit ou s'il se produit une insuffisance osseuse, le redressement se fait plus imparfaitement et le malade glisse vite sur la pente de la difformité. C'est là le grand danger de l'attitude vicieuse et son aboutissant presque infaillible, si le terrain s'y prête et si l'on n'y remédie pas à temps. Chaque position du corps nécessite en effet, pour satisfaire aux lois de l'équilibre, l'entrée en jeu de groupes musculaires qui verront les uns leur point d'insertion rapproché, les autres éloigné. Certains muscles seront constamment tendus, d'autres toujours relâchés ; les premiers subiront nécessairement un raccourcissement de leurs fibres qui ne permettront plus dès lors la même amplitude de mouvement ; les autres verront leurs fibres charnues s'atrophier par un repos trop prolongé. Les ligaments toujours tiraillés d'un côté deviendront trop lâches, tandis qu'inactifs de l'autre côté, ils se rétracteront. Les os subiront sur certains points des pressions anormales qui influent sur leur nutrition et leur développement.

La plupart du temps, ce n'est que tard que les parents s'aperçoivent de la mauvaise tenue de l'enfant, alors que déjà le redressement volontaire ne se fait plus que difficilement. Chez les jeunes filles en particulier, ce sont les couturières et les corsetières qui, le plus souvent attirent l'attention des parents. Pourtant, il y a le plus grand intérêt à surveiller les attitudes vicieuses, à les prévenir si l'on peut et à les combattre dès qu'on les reconnaît, car dès qu'une difformité se sera produite, la correction en sera toujours difficile et longue à obtenir. C'est au début même de l'inflexion du rachis que le rôle du muscle peut être puissant ; il peut alors souvent à lui seul rétablir l'équilibre, à condition, bien entendu, de ne pas négliger en même temps l'état général, qui crée le terrain propice aux déformations osseuses.

Les attitudes vicieuses peuvent dépendre d'un état pathologique tel que pied plat, genu valgum, paralysie infantile, coxa vara, contracture musculaire, névralgie, troubles de la vision, etc. ; dans plusieurs de ces cas, elles sont compensatrices.

Dans d'autres cas, une mauvaise habitude sera prise habituellement par l'enfant en écrivant, en cousant, en jouant du piano, et alors cela pourra tenir soit à un défaut du mobilier en usage, soit à un éclairage mauvais ou mal dirigé. Une charge trop lourde et disproportionnée à l'âge de l'enfant peut aussi amener des déformations qui seront alors différentes suivant la profession. Nous étudierons dans un chapitre spécial cette question des charges unilatérales.

PRINCIPALES ATTITUDES VICIEUSES

Les trois positions fondamentales et usuelles de la vie courante : debout, assis, couché, peuvent donner lieu à des attitudes vicieuses :

1° *Debout*. — Dans cette position, les attitudes vicieuses les plus communes sont : α) le hancher unilatéral qui entraîne une attitude scoliotique du rachis et β) le relâchement total avec voussure du dos et proéminence du ventre qui donne l'attitude en cypho-lordose.

α) Le hancher unilatéral consiste à faire porter presque

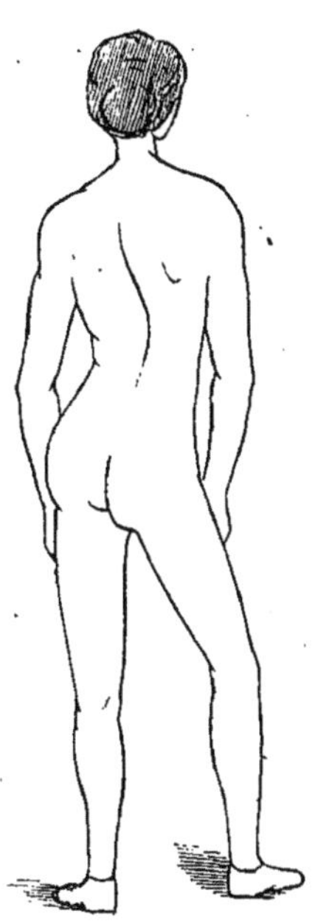

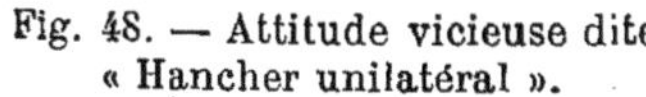

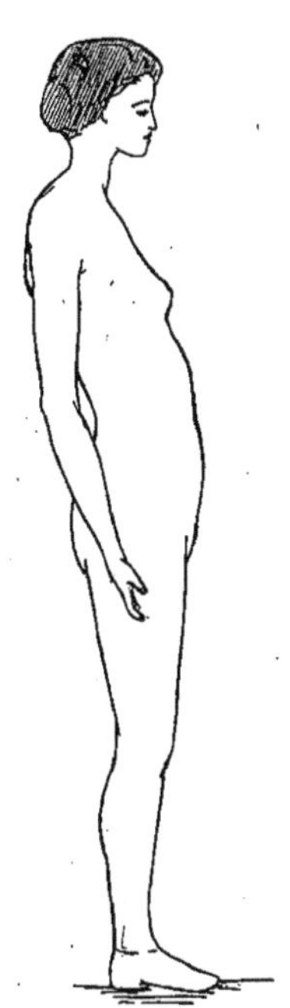

Fig. 48. — Attitude vicieuse dite « Hancher unilatéral ».

Fig. 49. — Attitude vicieuse relâchée (cypho-lordose d'attitude). Le sujet cherchant la position de moindre effort, se repose en grande partie sur ses ligaments.

tout le poids du corps sur un des membres inférieurs raidi, tandis que l'autre se place en flexion (fig. 48).

Le bassin se trouve incliné en sens inverse des épaules, et la colonne vertébrale forme une ou plusieurs inflexions suivant la souplesse des sujets.

β) L'attitude relâchée représentée dans la figure 49 constitue également une position de moindre effort. Le sujet reposant presque uniquement sur ses ligaments laisse ses muscles dans un relâchement complet.

2° *Assis*. — L'attitude vicieuse la plus fréquente est la position unifessière qui entraîne une courbure latérale de la colonne vertébrale (fig. 50).

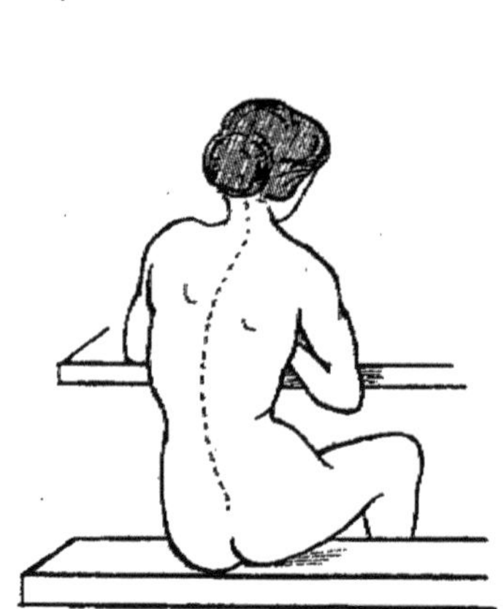

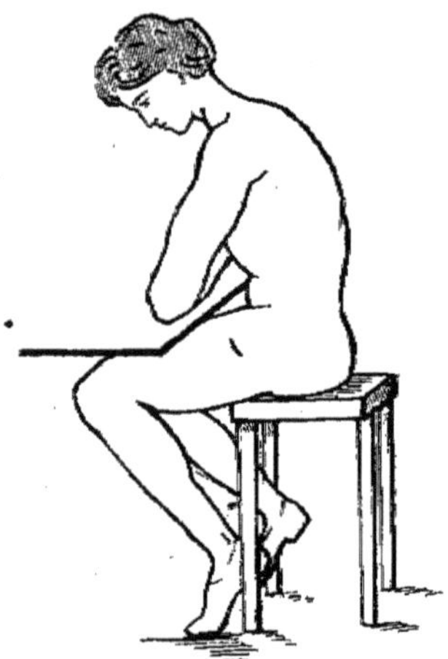

Fig. 50. — Attitude vicieuse unifessière à gauche.

Fig. 51. — Attitude vicieuse
cyphotique.

Une autre mauvaise façon de s'asseoir consiste à placer les pieds sous le siège, ce qui amène à pencher le haut du corps en avant et à arrondir le dos (fig. 51).

Il n'est pas inutile non plus de rappeler aux jeunes mères que la façon de porter les enfants sur le bras influe d'une manière très nette sur l'incurvation vertébrale chez les enfants rachitiques. Elle semble même provoquer parfois d'autres déformations des membres inférieurs (genu valgum).

On ne saurait trop insister sur la nécessité de rééduquer l'attitude assise.

En effet la rééducation de l'attitude debout ne suffit pas, et au cours du traitement, les parents ne manquent jamais de vous dire que si leur enfant se tient mieux debout, dès qu'il est assis, il se laisse aller.

Il faut donc apprendre à l'enfant à s'asseoir correctement et les trois prescriptions suivantes me paraissent indispensables :

α) Éviter la position unifessière ainsi que le croisement des jambes. Choisir un siège bien horizontal;

β) Ne jamais mettre les pieds sous le siège;

γ) Position du siège par rapport à la table : la verticale passant par le bord de la table doit rencontrer le bord du siège. Leur hauteur relative doit être telle que le corps étant droit, le bras collé au corps et le coude fléchi à angle droit, le milieu de l'avant-bras vienne rencontrer naturellement le bord de la table.

Pour ce qui est des jeunes enfants rachitiques portés sur le bras, le mieux est de ne pas les porter ainsi; ou bien si l'on ne peut l'éviter complètement, de s'efforcer, en le faisant, de maintenir horizontale leur surface d'appui, constituée par l'avant-bras.

3° *Couché*. — Dans la position couchée, les enfants prennent parfois l'habitude de dormir la tête appuyée sur un bras, d'où élévation de l'épaule et incurvation de la colonne vertébrale du côté du décubitus.

J'ai vu aussi des enfants condamnés au repos prolongé en décubitus, adopter une attitude vicieuse par suite d'un éclairage latéral défectueux, les obligeant à se mal tenir pour pouvoir lire au lit.

Pour ce qui est du traitement des attitudes vicieuses, nous exposerons à propos de la scoliose d'attitude notre façon d'en comprendre le traitement. Les mêmes idées directrices serviront de base pour les autres variétés.

INFLUENCE D'UNE CHARGE UNILATÉRALE SUR LA STATIQUE DU CORPS

Parmi les causes nombreuses d'attitudes vicieuses il faut placer les charges souvent excessives que l'on fait porter aux enfants, sans se soucier de l'influence néfaste qu'elles peuvent avoir. Pour se rendre compte des déformations que peut amener à la longue le port de charges, même légères, mais mal proportionnées à la résistance d'un enfant ou d'un adolescent, il suffit d'observer ce que l'on voit autour de soi : écoliers se rendant en classe avec des paquets de livres, jeunes blanchisseuses pliant sous le poids de leurs paniers de linge, apprentis portant des charges pesantes. Tous sont plus ou moins déformés par leur fardeau ; la chose saute aux yeux, et l'on comprend que cet exercice journellement répété puisse avoir des conséquences funestes pour le développement normal du squelette.

La déformation, ai-je dit, saute aux yeux. Mais si vous regardez d'un peu plus près, vous verrez que les uns ont l'épaule relevée sous l'influence de la charge, les autres l'ont abaissée ; il en est qui ont le corps plus ou moins déjeté de côté, d'autres semblent se maintenir à peu près droits. Aussi, lorsqu'il s'agit d'interpréter ce que l'on voit, la chose n'est plus aussi simple, et ceux qui se contentent de dire qu'une charge unilatérale fait relever l'épaule du côté chargé et pencher le corps du côté opposé ont quelquefois raison, mais ils ont aussi quelquefois tort. La simple observation des gens qui passent dans la rue pourra vous en convaincre.

Cette question de l'influence d'une charge unilatérale sur la statique de la colonne vertébrale et des épaules a une grande importance. En effet, en présence d'une déformation, on doit toujours s'inquiéter des habitudes journalières du sujet pour tâcher de dépister la cause probable et la supprimer si possible. De plus, les parents ne manquent jamais de nous demander si tel ou tel exercice est bon pour leur enfant, quel côté il vaut mieux exercer ? C'est ici que la chose devient souvent embarrassante, car, comme nous allons le voir, certains faits d'observation semblent parfois se contredire et sont, en apparence au moins, délicats à interpréter.

Aussi ai-je pensé qu'il serait intéressant de faire quelques expériences pour tâcher d'éclairer la question.

J'ai fait moi-même un grand nombre d'expériences en me plaçant devant une glace quadrillée qui me sert aux exercices de redressement volontaire.

J'avais soin de repérer exactement la place des pieds, après avoir choisi une position par rapport à la glace, telle que la ligne des épaules vînt affleurer une des lignes horizontales du quadrillage. Je fis répéter ensuite toutes ces expériences par une personne non prévenue de ce que j'avais trouvé, non plus que de ce qui devait se produire. Les résultats m'ont paru concordants.

Dans une première série d'expériences j'étudiai l'action d'une charge unilatérale en station debout, immobile, les bras pendants, en attitude que l'on peut qualifier de semi-passive, car quelques muscles de l'avant-bras et de la main sont seuls chargés de maintenir la main fermée et de retenir la charge. Les poids successifs sont représentés par des haltères déposés dans la main du sujet préalablement mis en position indiquée devant la glace.

Sous l'action d'un poids de 2 kilogrammes, on voit peu à peu l'épaule chargée s'abaisser légèrement au-dessous de la ligne; l'épaule libre reste sur la ligne, la tête ne se dévie ni à droite ni à gauche. Dans ce cas, l'épaule chargée s'est simplement abaissée, entraînée par le poids en vertu de sa mobilité propre sans participation de la colonne vertébrale ni de l'épaule libre. Il est probable qu'en prolongeant suffisamment l'expérience avec le poids de 2 kilogrammes, il aurait fini par produire un effet plus complet, comme nous allons le voir avec des poids plus lourds.

En effet, avec un poids de 4 kilogrammes, et après deux minutes environ d'observation, nous voyons l'épaule chargée notablement abaissée, tandis que l'épaule libre s'est élevée légèrement au-dessus de la ligne, mais le relèvement de l'épaule libre est toujours moindre que l'abaissement de l'épaule chargée. Ce qui prouve encore que le premier effet de la charge est d'agir sur la mobilité propre de l'épaule avant d'entraîner la colonne vertébrale et l'épaule opposée.

La tête et par conséquent la colonne vertébrale qui, dans l'expérience précédente, avec 2 kilogrammes ne présentaient pas de déviation, présentent au contraire avec 4 kilogrammes un déplacement notable du côté chargé. Si on répète l'expérience avec des poids de plus en plus lourds, 6, 8, 10 kilogrammes, les déviations deviennent plus nettes et se produisent de plus en plus rapidement.

Il convient aussi de noter dans tous les cas une tendance très manifeste à porter l'épaule libre en avant.

Le tableau ci-dessous résume les expériences dont je viens de parler ; toutefois les chiffres qui y figurent ne présentent aucune valeur absolue. Trop de conditions peuvent les faire varier, fatigue plus ou moins rapide, durée de l'expérience, conditions individuelles d'appréciation ; leur valeur est toute relative. Les chiffres précédés du signe — indiquent l'abaissement, ceux précédés du signe + un relèvement.

POIDS	ÉPAULE CHARGÉE	ÉPAULE LIBRE	DÉVIATION DE LA TÊTE
2 kilog.	— 1	0	0
4 —	— 2	+ 1	3 du côté chargé.
6 —	— 3	+ 2	5 —
8 —	— 4	+ 3	7 —
10 —	— 5	+ 4	10 —

Dans une seconde série d'observations, si au lieu de tenir les poids à bout de bras nous plaçons un paquet de livres, par exemple, soit sous le bras, soit sur l'épaule, tout en conservant la même position en station debout, immobile, nous observons des effets tout différents. C'est alors l'épaule chargée qui se relève tandis que la colonne vertébrale et la tête penchent très fortement du côté libre, l'épaule libre s'abaissant d'une quantité plus considérable que l'épaule chargée ne s'élève, toujours à cause de la mobilité propre de l'épaule, comme nous l'avons vu précédemment mais en sens inverse.

Toutefois, dans ce cas, si le poids est trop lourd ou si l'expérience se prolonge trop ; en un mot au moment où la fatigue apparaît, l'épaule qui s'était primitivement relevée s'abaisse, mais la colonne vertébrale, loin de se redresser, accentue sa courbure lombaire, tandis qu'il se forme dans la région dorsale une seconde courbure en sens inverse. Aussi, bien que les épaules puissent à un certain moment paraître de niveau, il s'ensuit une déformation considérable de la colonne vertébrale et un affaissement manifeste de tout le buste.

Dans une troisième série d'expériences, j'ai essayé l'influence d'une charge unilatérale *pendant la marche*. Ici, quelle que soit l'importance du poids, l'épaule chargée commencera toujours par se relever et le corps se dévie du côté opposé à la charge. Si l'expérience est poussée jusqu'à la fatigue on voit l'épaule primitivement relevée s'abaisser et la colonne vertébrale s'infléchir en S comme dans le cas précédent. Si au contraire le poids n'est pas assez lourd pour provoquer la fatigue, on voit l'épaule chargée rester levée tout le temps de l'expérience.

J'ai dit que l'importance du poids n'avait au début aucune action sur l'attitude pendant la marche. Il en est de même de la façon de porter le poids ; que ce soit à bout de bras, sous le bras ou sur l'épaule, l'épaule se relève toujours contrairement à ce qui se passait au repos en attitude semi-passive. J'ai même été amené à vérifier que les résultats restaient les mêmes pendant la marche si le poids était fixé à l'un des segments du membre inférieur.

Je songeai à vérifier ce fait à la suite d'une observation très nette où je constatai que le port d'un appareil orthopédique surchargeant le membre inférieur droit de 500 grammes environ, chez une fillette de huit ans, amena une déviation manifeste de la colonne vertébrale avec élévation de l'épaule droite. Il ne pouvait être question dans ce cas d'invoquer l'inégalité des membres inférieurs car j'avais toujours eu soin de maintenir l'horizontalité des hanches par une semelle plus forte à droite. D'ailleurs la scoliose qui se produisit ne présentait pas les caractères ordinaires aux déviations consécutives à une inégalité des membres inférieurs.

Les quelques expériences que je viens de citer me paraissent pouvoir se résumer de la façon suivante :

En cas d'attitude debout, immobile, il y a lieu de considérer la façon de porter le poids, car les résultats pourront être différents suivant la position du poids et suivant qu'il sera plus ou moins proportionné à la résistance du sujet.

En cas de marche, au contraire, la façon de porter le poids pourra être quelconque ; il pourrait même être fixé au membre inférieur. Ce qui fera seulement varier les résultats, ce sera la proportionnalité de la charge à la force de l'individu et à la durée de l'expérience.

Quant aux conséquences à tirer de ces faits au point de vue de la prophylaxie et du traitement, le mieux est d'éviter chez les enfants et les adolescents le port de charges unilatérales. Dans le cas où la chose ne pourrait être évitée, tout au moins faudrait-il veiller à ce que le poids reste toujours proportionné à la résistance individuelle et à ce que la charge fût portée alternativement d'un côté et de l'autre.

S'il faut en croire les journaux, les Américains auraient dans ce but songé à réglementer le port des livres chez les écoliers. Mieux vaudrait la suppression pure et simple de cette coutume ainsi que cela a déjà été demandé pour certain lycée de Paris, mais sans qu'on ait pu, je dois le dire, obtenir satisfaction.

J'ai eu l'occasion dernièrement d'observer une fillette chez laquelle l'habitude quotidienne de porter ses livres sous le bras en allant de chez elle à la pension avait provoqué un relèvement permanent de l'épaule droite avec hypertrophie manifeste de la partie supérieure du trapèze de ce côté. L'attitude vicieuse répétée n'avait pas heureusement laissé d'empreinte sur la colonne vertébrale, mais les muscles s'étaient développés d'une façon asymétrique entraînant l'omoplate en haut et en dehors.

On a songé quelquefois dans un but thérapeutique et pour combattre des déviations légères à provoquer des attitudes compensatrices à l'aide de charges unilatérales convenablement disposées pratiquant ainsi une sorte d'orthopédie homéopathique. Andry en 1741, dans son curieux traité d'orthopédie, conseillait déjà avec gravures à l'appui l'emploi de ce procédé.

J'ai pour mon compte tenté déjà parfois d'utiliser ces petits moyens de correction et ils m'ont paru pouvoir dans certains cas, assez rares je dois le dire, rendre quelques services.

En tout cas je crois que cette méthode ne doit être employée qu'avec prudence et à condition d'en pouvoir surveiller de près les effets.

CHAPITRE VI

SCOLIOSE

La scoliose est la flexion latérale permanente avec torsion plus ou moins marquée du rachis. Elle s'accompagne de déformations osseuses complexes plus ou moins accentuées suivant les formes cliniques et l'ancienneté de la maladie.

Nous n'avons point à revenir sur l'étiologie de la scoliose : nous en avons déjà parlé à propos des attitudes vicieuses.

Nous supposerons également connue l'anatomie pathologique de cette affection dont l'étude sortirait complètement du cadre de ce travail. Par contre, nous nous étendrons sur la statique de la scoliose, car cette question est généralement exposée d'une façon assez confuse, et par ailleurs elle est d'une importance capitale pour le kinésithérapeute orthopédiste.

STATIQUE DE LA SCOLIOSE

La scoliose apporte dans la configuration générale extérieure du corps des changements marqués. Si l'on se place derrière une malade scoliotique, ce qui frappe avant tout, c'est l'asymétrie des deux côtés du corps. Mais dès que l'on compare deux scolioses, on s'aperçoit que l'asymétrie de l'une ne ressemble pas le plus souvent à l'asymétrie de l'autre (voir fig. 52, 53, 54). Chez l'une, l'épaule droite sera plus haute, chez l'autre ce sera la gauche ; tantôt on trouvera la hanche droite saillante, tantôt la hanche gauche sera au contraire proéminente ; chez celle-ci le bras droit sera collé au corps, au lieu que chez cette autre ce sera le bras gauche qui y adhérera. Il est des cas où malgré une gibbosité latérale évidente, les deux épaules seront néanmoins au même niveau, etc. C'est dire que la scoliose se présente sous des aspects très variés qui dépendent et de sa forme primitive et de la période de son évolution à laquelle on l'examine.

Indépendamment des influences anatomo-pathologiques qui sont à la base de toute scoliose vraie, il convient d'étudier la statique de cette affection, c'est-à-dire les conditions mécaniques suivant lesquelles elle évolue.

Un trouble pathologique affectant la nutrition intime du tissu osseux et ligamenteux paraît indispensable au début pour permettre à la scoliose de s'installer, et plus tard, de progresser. Il n'en est pas moins certain que les conditions mécaniques d'équilibre ont ensuite une importance considérable dans l'évolution de la maladie, dans sa marche plus ou moins rapide, et dans la forme qu'elle affecte. Si les scolioses sont si différentes les unes des autres, c'est précisément que chaque malade fait sa scoliose suivant ses attitudes habi-

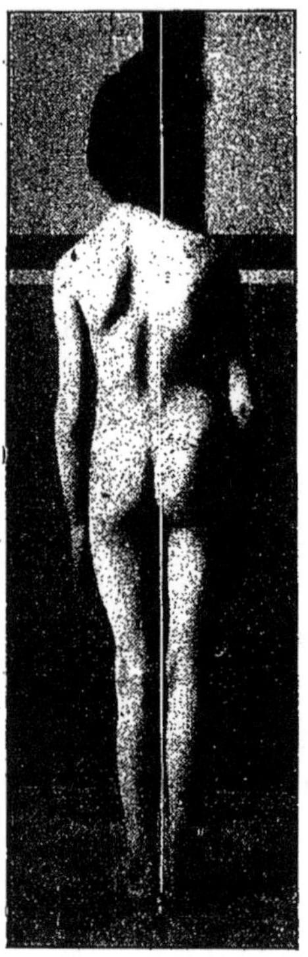

Fig. 52. — Scoliose avec déjettement à gauche.

'tuelles. Or celles-ci sont influencées, comme nous l'avons vu,
par les occupations journalières, par les conditions plus ou
moins hygiéniques du travail, par l'état psychique du sujet,

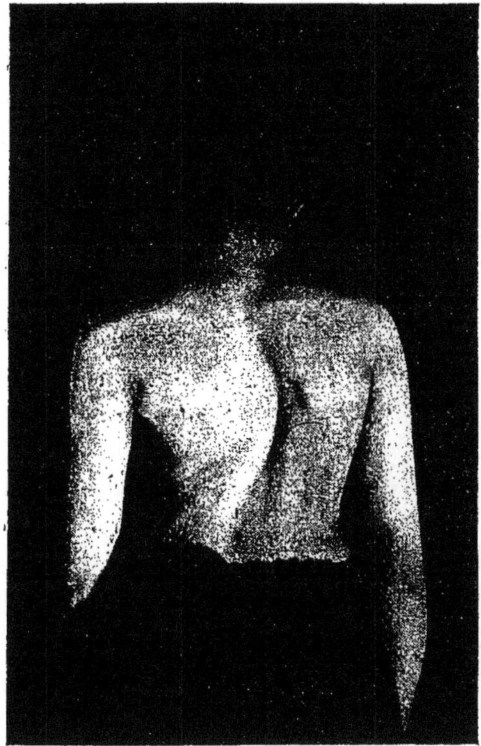

Fig. 53. — Scoliose dorsale convexe à droite avec courbures de compensation. Toutefois un document établi de cette façon est insuffisant pour juger de la statique générale du corps et savoir si la scoliose est en équilibre stable ou instable (voir p. 81).

mais aussi par sa scoliose elle-même comme nous allons le voir.

L'attitude d'un scoliotique au repos n'est pas quelconque, elle est commandée par sa déviation; elle dépend du sens de sa scoliose, droite ou gauche, et de la région du rachis où a débuté l'incurvation. Prenons par exemple la scoliose la plus ordinaire à point de départ dorsal avec convexité à droite. Aussitôt que s'est ébauchée la flexion latérale de la colonne

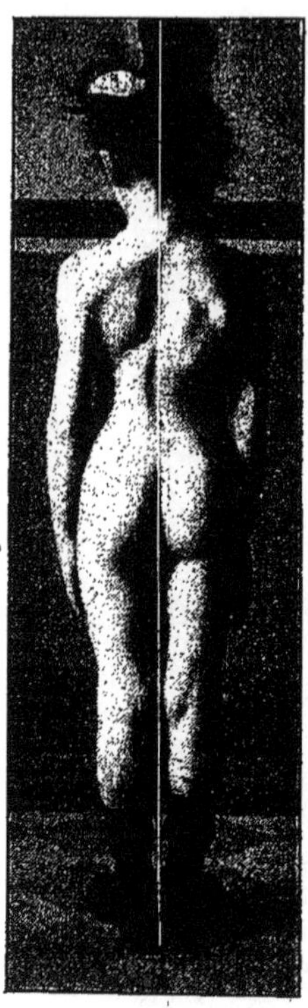

Fig. 54. — Scoliose avec déjettement à droite.

vertébrale, l'équilibre normal se trouve rompu latéralement, et dès lors le sujet cherchera instinctivement, par tous les moyens, à retrouver son aplomb. Si nous le considérons en position debout, avec appui sur les deux pieds, les jambes étant tendues, le bassin est droit, mais le rachis n'étant déjà plus rectiligne, l'équilibre du buste ne pourra se maintenir que par deux moyens : ou bien par des courbures de compensation, ou bien par effort musculaire et appui inégal sur les deux pieds. Or à l'époque de l'évolution de la scoliose où nous nous plaçons par supposition, les courbures de compensation n'existent le plus souvent pas encore. Dès lors l'équilibre n'est possible que par le second moyen, c'est-à-dire effort musculaire et appui inégal sur les deux pieds. Mais ce moyen amène vite la fatigue ; aussi, pour peu que la station debout se prolonge, l'enfant cherche un procédé d'équilibre moins fatigant. Il le trouve naturellement dans le hanchement unilatéral qui, grâce à l'appui prêté par les ligaments, est une attitude de moindre effort. Aussi notre scoliose dorsale à convexité droite se mettra-t-elle volontiers en position hanchée à gauche, car dans cette position le haut du

corps se trouve reporté à gauche, sur une base de sustentation très élargie. En position assise, le sujet se placera de
même en attitude unifessière gauche.

En se reportant à la figure 55 qui représente l'attitude
hanchée sur un sujet sain, on s'aperçoit
que si cette position rétablit l'équilibre,
elle augmente notablement la convexité à droite. La position hanchée
doit donc être très surveillée chez le
scoliotique au début, car si elle lui
permet de retrouver son équilibre avec
moins de fatigue, elle peut contribuer
à augmenter son infirmité.

A une phase plus avancée de la scoliose, il s'est généralement produit des
courbures de compensation qui, selon
leur nombre, leur forme et leur importance relative, peuvent modifier complètement la statique du scoliotique.

Les déviations que nous observons à
ce moment se présentent sous des
aspects variés, et font partie de ce que
l'on a coutume d'appeler : scoliose du
deuxième degré, caractérisée par une saillie arrondie des
côtes en arrière.

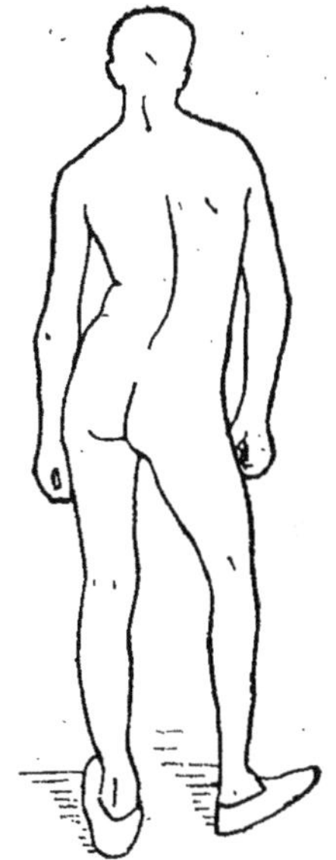

Fig. 55. — Attitude pro-
duite par le hancher
unilatéral chez un su-
jet normal.

Chez les unes, la courbure dorsale primitive a continué de
s'accentuer et prédomine nettement ; la compensation lombaire, bien que nettement ébauchée, n'est pas suffisante
pour rétablir l'équilibre, et les épaules se trouvent entraî-
nées à droite. Si l'on mesure le déjettement, comme nous
l'indiquons plus loin, on trouve la 7e cervicale écartée à
droite de la verticale, parfois de plusieurs centimètres

(fig. 45 et 46). En pareil cas, la hanche gauche apparaît saillante et, par suite de la rotation, les côtes forment en arrière à droite une voussure arrondie. Le thorax est presque toujours déformé et présente en avant une voussure de sens opposé à la saillie costale postérieure. La rotation qui s'est

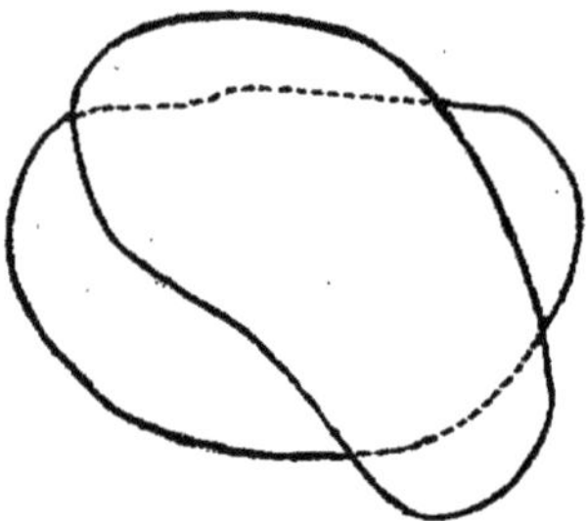

Fig. 56. — Tracés de deux coupes horizontales faites l'une au niveau des hanches, l'autre au niveau de la gibbosité dorsale chez une scoliotique. Le tracé supérieur montre la déformation ovalaire du thorax : on voit de plus l'obliquité des épaules par rapport aux hanches produite par la rotation vertébrale.

produite fait que le plan des épaules n'est plus parallèle au plan des épines iliaques, mais qu'ils forment entre eux un angle plus ou moins accentué. La figure 56 représente, vues d'en haut, d'une part, une coupe horizontale prise au niveau des hanches d'une jeune scoliotique ; d'autre part, une coupe horizontale au niveau de la gibbosité costale. On voit nettement que si la section au niveau des hanches a conservé un aspect normal, au contraire la section prise au niveau de la gibbosité fait apparaître la déformation ovalaire du thorax. Cette figure montre bien aussi l'obliquité des deux plans dont nous parlions tout à l'heure et qui est ici très accentuée.

Dans d'autres cas de scoliose à courbures multiples, on observe au contraire un aspect extérieur très différent. Ici la courbure dorsale existe bien encore, mais c'est la courbure lombaire qui est prédominante. En pareil cas, si nous supposons la convexité lombaire gauche, le déjettement se fait à gauche de la verticale, et contrairement au cas précédent, c'est la hanche droite qui fait saillie (fig. 52).

Il peut se faire enfin que les courbures arrivent à s'équilibrer, ce qui n'est d'ailleurs pas aussi fréquent qu'on pourrait le croire. En ce cas, il n'y a pas de déjettement et le fil à plomb passant par la 7e cervicale et le pli interfessier vient tomber entre les deux talons. Les hanches en pareil cas ne sont pas plus saillantes l'une que l'autre (fig. 57).

De ce que les épaules, après avoir été de hauteur inégale, au début de la scoliose, se sont peu à peu nivelées, il n'en faut donc pas conclure, comme on le fait trop souvent, à une amélioration de la scoliose. Il ne s'agit là que d'une amélioration trompeuse, due, comme nous venons de le voir, à la formation d'une courbure de compensation toujours accompagnée malheureusement d'un tassement vertical plus ou moins prononcé.

Tous ces détails de statique de la scoliose peuvent se résumer dans le tableau suivant qui fait ressortir les différentes constatations que l'on peut faire dans les trois variétés de scolioses :

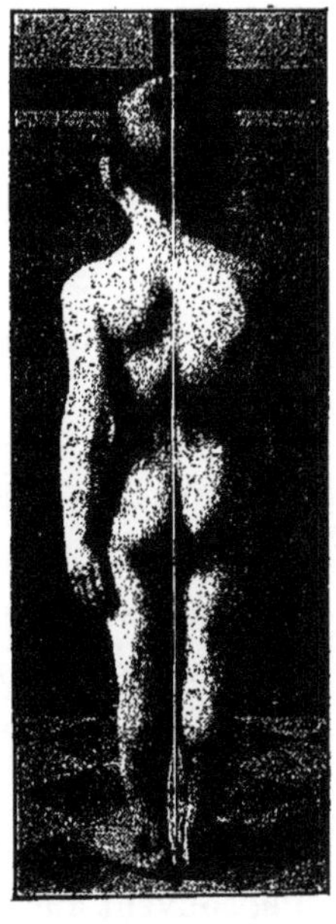

Fig. 57. — Scoliose équilibrée.

Premier degré.		Encore rien de fixe. Caractères fugaces.
Deuxième degré.	1re variété.	Les courbures se compensent exactement. Pas de déjettement. Les hanches sont également saillantes.
	2e variété.	Courbure dorsale prédominante. Déjettement à droite. Saillie de la hanche gauche. Déformation thoracique antérieure généralement notable.

Deuxième degré(*suite*).	3° variété.	Courbure lombaire prédominante. Déjettement à gauche. Saillie de la hanche droite. Déformation thoracique antérieure en général moins accentuée.
Troisième degré.		Saillie anguleuse des côtes remplaçant la saillie arrondie du deuxième degré. La rigidité est devenue de l'ankylose. Accentuation des symptômes du deuxième degré avec tassement vertical plus marqué.

SCOLIOSES EN ÉQUILIBRE STABLE OU INSTABLE

D'après ce que nous venons de voir, les scolioses peuvent, au point de vue fonctionnel, se diviser en deux grandes classes :

1° Celles qui sont en équilibre naturellement stable ; ce sont celles qui ont fait leur compensation. L'examen au fil à plomb, en station debout fixe, montre que leurs courbures sont également réparties de chaque côté de la verticale. Si vous les interrogez, en général elles vous répondent qu'elles n'éprouvent aucune fatigue notable à la fin de la journée, à moins toutefois que le tassement vertical ne soit considérable.

2° Celles qui sont en équilibre naturellement instable. Ici l'examen au fil à plomb, en station debout fixe, permet de constater un déjettement plus ou moins considérable à droite ou à gauche, comme dans les figures 58 et 59. Ces malades sont obligées, pour tenir en position debout fixe, de faire un effort musculaire appréciable et de plus, sans même qu'elles s'en doutent, elles appuient plus sur une jambe que sur l'autre. Elles pratiquent ce que j'appelle le « *hancher dissimulé* ». Or, ces scolioses en temps ordinaire prennent naturellement le hancher unilatéral compensateur. Si vous les

interrogez, elles accusent généralement de la fatigue à la fin
de la journée dans le dos ou dans la région lombaire. Le

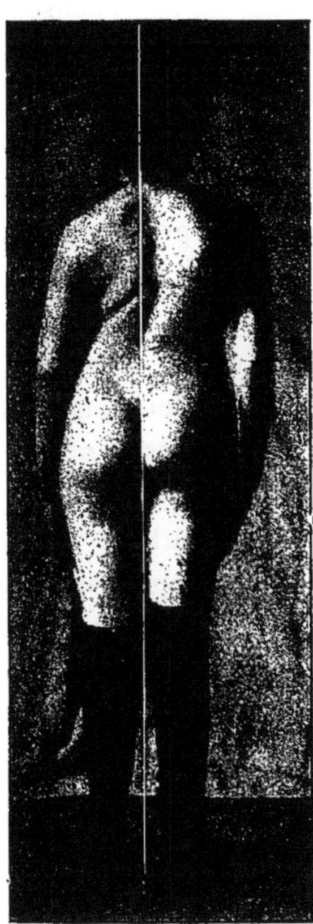

Fig. 58. — Scoliose en équilibre
instable avec déjettement à
droite ; le membre inférieur
droit se trouve nécessairement
surchargé.

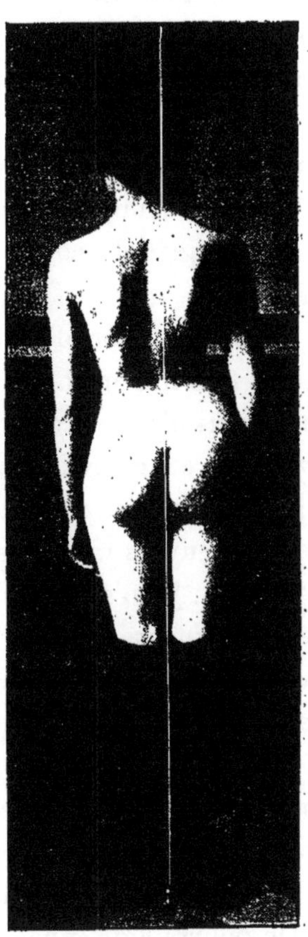

Fig. 59. — Scoliose en équilibre
instable avec déjettement à
gauche; le poids du corps se
trouve inégalement réparti sur
les deux pieds.

« hancher dissimulé », ou appui inégal sur les deux pieds en
station debout, jambes tendues, n'a pas été décrit que je
sache. Il pourrait se mettre en évidence à l'aide d'une bas-

cule différentielle construite spécialement. Mais on peut plus simplement s'assurer de sa réalité en interrogeant les malades, sans leur indiquer toutefois le pied sur lequel la théorie veut qu'ils appuient davantage. Or les réponses que j'ai obtenues en pareil cas confirment absolument la théorie. Un autre moyen de vérification consiste dans l'examen des chaussures, à condition que celles-ci aient un pied. On constate alors, comme je l'ai vu souvent, une usure beaucoup plus marquée du côté où le poids du corps appuie davantage.

Cette distinction, d'après l'équilibre fonctionnel naturel, me paraît très importante à établir dès le début du traitement, car je suis d'avis que lorsqu'une scoliose se présente à nous, avec des courbures bien compensées lui assurant un bon équilibre naturel, il faut avant tout se garder de troubler, par des manœuvres intempestives, cet état d'équilibre. Aussi, en pareil cas, je m'abstiens de tout exercice asymétrique, et je veille soigneusement à maintenir la compensation tout en luttant contre le tassement à l'aide d'exercices appropriés et parfois d'un corset de maintien.

Si, au contraire, la scoliose se présente en état d'équilibre instable, ce qui indique, ou bien l'absence de courbures compensatrices, ou la prédominance de l'une des courbures, la marche à suivre sera toute différente.

On pourra agir sur la courbure principale unique ou prédominante par des assouplissements progressifs qui en diminueront l'importance. Ou bien, si la courbure principale est devenue complètement irréductible, c'est-à-dire si, après des tentatives suffisamment répétées, on a atteint la limite de réductibilité compatible avec les déformations anatomiques, on peut provoquer une courbure de compensation lombaire qui rétablira l'équilibre. Mais il faut ici être très prudent, et

craindre de dépasser la mesure, ce qui se voit fréquemment.
à la suite de traitements gymnastiques mal compris ou
insuffisamment surveillés.

C'est ici qu'il convient surtout de se méfier de ces exercices classiques qui, sous prétexte de redresser une courbure,
accentuent la courbure inverse, ou de ceux qui, tout en étant.
bons par eux-mêmes, peuvent devenir fort dangereux s'ils.
sont mal exécutés.

CHAPITRE VII

EXAMEN D'UNE SCOLIOSE AVANT LE DÉBUT DU TRAITEMENT

Toute scoliose doit être examinée en pied, c'est-à-dire qu'on ne doit pas se contenter de découvrir le dos en écartant plus ou moins les vêtements. Il faut examiner la malade nue ou presque nue, debout, les talons joints et les jambes tendues. C'est dans cette position seulement que les modifications apparentes du buste prendront toute leur valeur et qu'on pourra obtenir des observations comparables.

Le précepte classique : Regarder sans toucher, doit être soigneusement respecté tout au moins au début de l'examen sous peine de modifier la tenue habituelle du sujet et de lui imprimer une attitude factice.

En se plaçant au point de vue thérapeutique, l'examen d'une scoliose, en dehors du diagnostic que nous supposons acquis, se composera de deux parties :

1° Établissement d'une fiche signalétique où l'on notera l'état actuel pour pouvoir de temps en temps faire des examens comparatifs et se rendre compte des changements positifs ou négatifs obtenus sous l'influence du traitement;

2° Étude analytique pour déterminer dans chaque cas particulier la part de la mauvaise attitude et celle de la déformation; le mode de traitement à appliquer, kinésithérapie seule ou aidée d'un corset; exercices actifs avec ou sans mobilisation forcée; exercices debout ou seulement en décubitus, etc... Les éléments de cette analyse seront fournis par l'examen statique d'une part et par quelques épreuves de souplesse et de redressement volontaire d'autre part. Le pronostic pourra se déduire de cette analyse.

FICHE SIGNALÉTIQUE

Cette fiche contiendra l'âge de l'enfant, son sexe, sa taille, ses antécédents personnels et héréditaires, puis la description de ce que l'on aura constaté. La ligne des apophyses épineuses tracée au crayon dermographique permettra de mesurer la flèche des courbures et d'en indiquer le nombre[1]. On notera en centimètres la différence de hauteur des deux omoplates et l'on évaluera à l'œil la saillie plus ou moins inégale des hanches. On comparera les deux triangles brachio-thoraciques dont l'un est généralement plus creux que l'autre. Les plis profonds de la peau, indices d'un affaissement marqué, seront notés soigneusement. On décrira la forme de la gibbosité costale postérieure et la conformation ovalaire du thorax, la rotation des épaules par rapport aux hanches et tous autres signes capables de servir de points de repère pour un examen ultérieur comparatif.

On a inventé sous le nom de scoliosomètres un grand nombre d'appareils tous assez compliqués et destinés à prendre des tracés des déformations scoliotiques.

Les uns s'appliquent plus spécialement aux tracés dans un plan vertical et permettent de reproduire les diverses

---

1. Il est entendu qu'on ne doit pas baser comme on le fait trop souvent son diagnostic positif ou négatif de scoliose sur la simple inspection de la ligne des apophyses épineuses, sous peine de commettre de grossières erreurs.

courbures du rachis ; ils s'appuient presque tous sur le principe du pantographe.

D'autres basés aussi sur ce principe ou encore analogues aux conformateurs des chapeliers sont destinés à prendre des coupes horizontales du thorax.

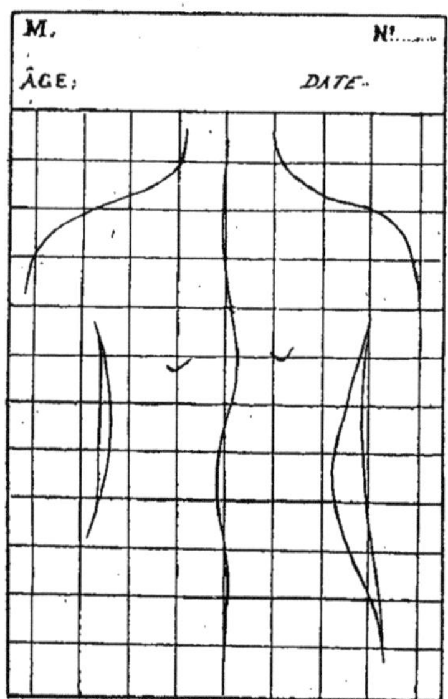

Fig. 60. — Fiche permettant de conserver en réduction le tracé des déviations pris en vraie grandeur sur un verre quadrillé et de suivre ainsi l'évolution de la scoliose.

On peut plus simplement se contenter pour reproduire les tracés verticaux d'une glace transparente et quadrillée, comme celle dont je me sers journellement (fig. 60). Le sujet étant placé debout, le dos contre la glace, on trace sur celle-ci par transparence, à l'aide d'un pinceau fin imbibé de blanc d'Espagne délayé, les sinuosités du rachis. On marque de même les pointes des omoplates, les contours des triangles brachio-thoraciques et la ligne des épaules. On a ainsi une figure représentant avec fidélité l'aspect général de la déviation. Il suffit de reporter ensuite ce dessin sur un papier quadrillé en réduction, ce qui se fait sans aucune difficulté.

Mais de tous les procédés, un des plus exacts tout en étant relativement simple est encore la photographie. En clientèle particulière il est malheureusement peu applicable pour des raisons diverses, mais à l'hôpital c'est celui que j'emploie de préférence.

Toutefois certaines précautions me paraissent indispensables pour obtenir des documents comparables. Le sujet nu doit être photographié *en pied*, de dos, les talons joints et les jambes tendues. On laisse prendre au buste son attitude habituelle sans effort ni raideur. Un fil à plomb est suspendu à quelques centimètres en arrière du sujet de manière que la projection du fil sur la plaque sensible passe entre les deux talons. On peut ainsi au premier coup d'œil juger de l'aplomb général du corps et évaluer l'importance du déjettement latéral, ce que je considère comme très important. Se contenter de photographier le dos d'un scoliotique sans montrer la position des jambes et sans s'orienter par rapport à la verticale, c'est créer un document de peu de valeur et nullement comparable.

ÉTUDE ANALYTIQUE

On doit viser dans le traitement de la scoliose à produire une attitude redressée et durable. Or une attitude ne peut exister que de deux façons; elle est active ou passive. Active lorsque le sujet peut la produire et la maintenir quelque temps par l'effet seul de ses muscles volontairement contractés; passive au contraire lorsqu'elle ne peut être réalisée que grâce à un support convenablement placé.

La question que nous devons nous poser en présence d'une déviation vertébrale revient donc à ceci : ce cas est-il susceptible d'un traitement actif ou passif? Notre malade est-il capable, autrement dit, de réaliser par lui-même des attitudes correctrices et de les maintenir un temps suffisant?

Or, en examinant les différents types de scolioses, que voyons-nous?

Dans certains cas, le sujet porteur d'une légère déviation

peut à notre commandement et par sa seule volonté prendre une attitude redressée et la maintenir un temps plus ou moins long; ce n'est le plus souvent, à proprement parler, qu'une attitude vicieuse, et la déformation osseuse est à peine ébauchée.

Dans d'autres cas, le sujet est impuissant à redresser volontairement la courbure de son rachis; néanmoins, si nous le soulageons du poids de la tête et des épaules, nous constatons que la colonne vertébrale se redresse plus ou moins complètement.

Il est des cas enfin où le sujet même suspendu ne se redresse pas d'une façon sensible, et où la colonne vertébrale est ankylosée dans sa mauvaise position.

La classification des scolioses d'après le nombre de leurs courbures ou d'après l'angle arrondi ou aigu de leur gibbosité costale correspond évidemment à des étapes plus ou moins avancées de leur évolution. Mais en se plaçant au point de vue du pronostic et du traitement, c'est-à-dire en considérant le côté pratique de la question, je préfère la classification suivante d'où découle comme corollaire la formule de traitement qui convient à chaque cas particulier.

Je divise mes scolioses de la façon suivante :

1°-Scolioses souples susceptibles de redressement volontaire;

2° Scolioses souples non susceptibles de redressement volontaire;

3° Scolioses dont une des courbures au moins est rigide[1].

---

1. Cette classification reproduite avec ou sans citation d'origine par divers auteurs fut présentée par moi il y a dix ans à la Société de Kinésithérapie. Dans la discussion qui suivit, j'eus l'honneur et le plaisir de voir notre regretté collègue le Dr Fernand Lagrange s'y rallier et entre autres kinésithérapeutes distingués le professeur Le Marinel de Bruxelles la reproduisit dans une étude sur la scoliose. (Voir *C. R. de*

Dans la première catégorie je range les scolioses susceptibles de redressement plus ou moins prolongé sous l'influence d'un simple effort volontaire en station debout.

Ma deuxième catégorie comprend les scolioses incapables de redressement volontaire, mais qui sont assez souples pour se redresser, par flexion du tronc en avant, par décubitus, ou sous l'influence d'une manœuvre passive très douce telle que la simple suspension avec l'appareil de Sayre sans soulèvement des talons ; mais qui livrées de nouveau à elles-mêmes, s'affaissent aussitôt.

Dans la troisième catégorie je place les scolioses dont une des courbures au moins résiste à ces épreuves très simples.

Or nous allons voir qu'à ces trois catégories correspondent des indications thérapeutiques variées ; notre classification servira ainsi de base à notre traitement.

Première catégorie. — Scolioses souples susceptibles de redressement volontaire.

Ma première catégorie répond à ce qu'on qualifie généralement de scoliose d'attitude ; la déformation osseuse n'existe pas encore à cette période ; il y a tout au plus une légère déformation des disques intervertébraux et allongement des ligaments du côté de la convexité. C'est ici le triomphe de la kinésithérapie qui est à la fois nécessaire et souvent suffisante. Si j'ajoute parfois un corset de maintien (fig. 61), c'est tout au plus pour aider un peu l'enfant entre les séances et le rappeler à l'ordre, mais je ne le considère généralement pas comme indispensable, et j'ai souvent obtenu en pareil cas de très beaux résultats par la gymnastique seule.

Toutefois ma pratique m'a amené à appliquer cette gymnastique d'une façon un peu particulière.

la Société de Kinésithérapie de Paris, nov. et déc. 1901. — Professeur Le Marinel : *Traitement de la scoliose.* Bruxelles 1903.)

Si l'on étudie le caractère des enfants qui font de la scoliose d'attitude, et plus généralement de l'attitude vicieuse, on observe principalement deux types très marqués.

Les uns présentent une absence complète d'énergie et de volonté, une asthénie cérébrale qui leur fait éviter le moindre effort tant physique qu'intellectuel ; ils sont incapables de fixer leur attention. Les tics sont très fréquents chez ces malades, ainsi que je l'ai signalé antérieurement, et j'attache quant à moi une grande importance à cette coexistence fréquente des tics et de la scoliose d'attitude car j'en ai tiré déjà, au point de vue du traitement, quelques déductions qui m'ont paru donner les meilleurs résultats.

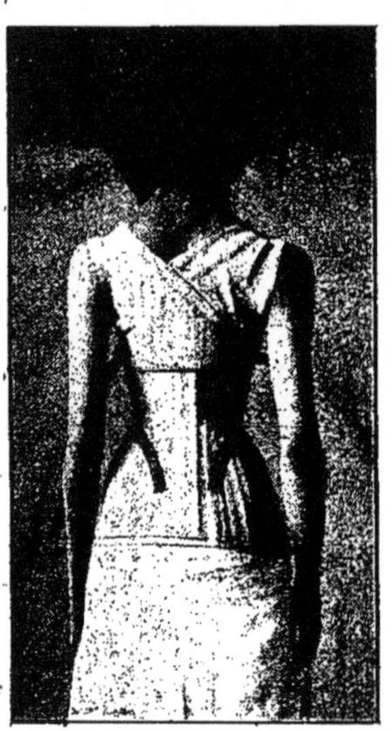

Fig. 61. — Corset de maintien.

Dans le second type fréquemment observé, la volonté existe bien, mais elle a subi une sorte d'accaparement. Par suite d'une éducation mal comprise, toute l'énergie de l'enfant, au lieu de se répartir équitablement entre la culture intellectuelle et la culture physique, a subi une spécialisation au grand détriment des autres fonctions. Ainsi voyons-nous des jeunes filles qui ont su, par exemple, pour la préparation d'un examen difficile, déployer une très réelle énergie, supposant une volonté vigoureuse et tenace, et qui, par ailleurs, n'ont pas su se composer une attitude correcte, leur entraînement physique ayant été complètement négligé. Aussi chez de tels malades est-ce une véritable rééducation de l'attitude qu'il s'agit de faire au sens psychique du mot. Souvent les muscles seraient suffisants mais ils sont mal commandés; la synergie fait que le mouvement de flexion d'un membre entraîne la contraction de tous les fléchisseurs du corps. Or,

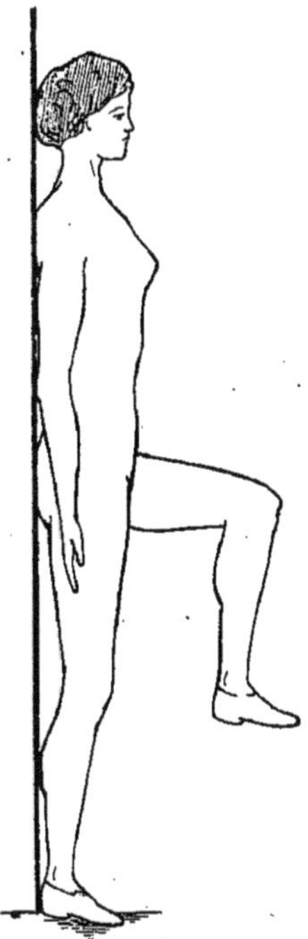

Fig. 62. — Excellent exercice de contrôle et d'entraînement pour arriver à la dissociation et à l'indépendance des mouvements (correct).

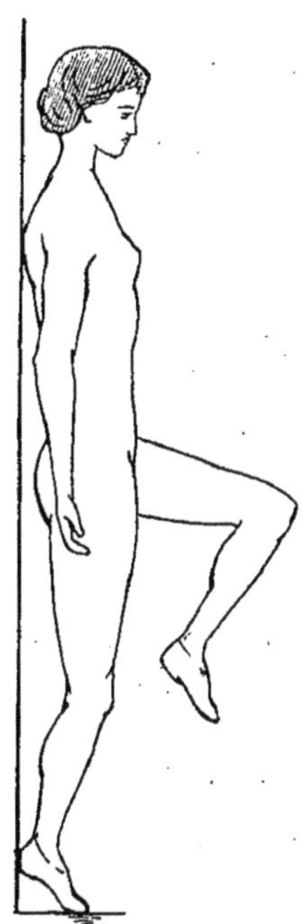

Fig. 63. — Le même exercice (incorrect).

comme tous les mouvements de la vie courante se font en flexion, il n'y a rien d'étonnant à ce que les muscles de l'extension s'allongent, s'amincissent et finissent par devenir insuffisants. Les défectuosités du mobilier scolaire aidant, la scoliose a vite fait de se constituer si par ailleurs le tissu osseux se trouve dans cet état de dénutrition encore mal défini, mais qui semble indispensable cependant à la production des graves déformations osseuses qu'on observe.

Il faut apprendre à ces jeunes malades, d'abord à respirer, puis à commander à leurs muscles; il faut leur faire acquérir le sens de l'équilibre et leur enseigner à dissocier leurs mouvements.

Un excellent moyen pour s'entraîner à dissocier ses mouvements et contrôler en même temps la bonne exécution de l'exercice, consiste à se placer en position debout fixe adossé à un poteau ou à un mur. Dans cette position il doit y avoir contact avec l'appui par les talons, les fesses, les épaules et la nuque. Il s'agit alors d'exécuter divers mouvements de bras et de jambes sans cesser de faire toucher les quatre points précités.

Pour arriver à une rééducation rapide et durable de l'attitude, la collaboration effective de l'enfant est nécessaire; il ne faut pas seulement qu'il répète machinalement et tant bien que mal des mouvements faits devant lui par un moniteur. J'ai pour habitude, tout au moins en clientèle privée, de ne faire que des séances individuelles, d'expliquer au malade le mouvement à faire en lui indiquant les fautes à éviter et en allant toujours du simple au composé.

Il m'a toujours paru préférable d'employer un petit nombre d'exercices, mais d'en obtenir l'exécution minutieuse et de les faire répéter souvent. Il m'est arrivé parfois avec profit, pour obliger l'enfant à fixer son attention, d'exiger de lui la reproduction écrite de l'exercice à faire. On évite ainsi, en employant peu d'exercices à la fois, de diluer l'attention si je puis m'exprimer ainsi; on évitera par ailleurs de fatiguer cette attention en faisant des séances courtes, mais répétées. J'exige, en général, en commençant, trois séances au moins par semaine faites sous ma direction et je donne au malade dans l'intervalle un ou deux exercices essentiels à répéter chez lui deux ou trois fois par jour, ce qui ne lui prend pas plus de quelques minutes à chaque fois.

Peu à la fois, souvent et bien, telle me paraît être la formule la meilleure pour arriver à une rééducation rapide de l'attitude. Il est rare que je ne puisse pas en six semaines ou deux mois de ce traitement intensif corriger complètement une attitude défectueuse. Si l'on veut que la guérison soit durable, il faut d'ailleurs ne pas cesser brusquement le traitement, mais espacer les séances à mesure des progrès.

Un point qui me paraît intéressant à signaler, c'est l'avantage qu'il y a, à mon avis, à user largement des attitudes correctrices. La contraction statique que comporte l'attitude nécessite un effort soutenu avec intervention nécessaire de l'attention et de la volonté. Le mouvement, au contraire, devient trop facilement automatique et le malade arrive à le faire sans y penser. Un exercice ainsi fait peut avoir une valeur au point de vue de la nutrition du muscle, mais il n'en a guère au point de vue de la rééducation de l'attitude.

Un fait que je tiens à mentionner aussi, c'est la nécessité de rééduquer les diverses attitudes de la vie courante et de ne pas se contenter de soigner l'attitude debout. Il arrive presque toujours, en effet, qu'un enfant à qui l'on a rendu une attitude correcte en station debout perd toute tenue dès qu'il se met à table ou s'assied pour écrire. Aussi ai-je pris comme règle générale d'entraîner les jeunes malades que je soigne à corriger leur attitude, non seulement debout, mais aussi en station assise. Je les entraîne de même à prendre une démarche correcte, ce qui, en général, est loin d'être inutile car beaucoup présentent de graves défauts de la marche.

Deuxième catégorie. — Scoliose souple non susceptible de redressement volontaire.

En pareil cas le massage est indiqué pour fortifier la musculature et les exercices actifs sont utiles en décubitus ou en suspension comme nous le verrons plus loin. Mais ces moyens ne suffisent plus comme tout à l'heure à obtenir des attitudes actives corrigées ni surtout à les maintenir ; il faut de toute nécessité avoir recours aux attitudes passives.

Il est clair en effet que la colonne vertébrale souple mais déviée et impossible à redresser par les seules forces du sujet, aura de plus en plus tendance à fléchir sous le poids de la partie supérieure du corps. Il convient donc de rechercher des moyens permettant de supprimer autant que possible cette surcharge. Sans cela, tant que les muscles n'auront pas recouvré une force suffisante, tant que les ligaments par suite d'une bonne attitude prolongée ne se seront pas rétractés là où ils avaient été tiraillés et allongés d'une façon anormale, tant que les déformations osseuses n'auront pas été compensées, l'équilibre se trouvera toujours rompu et la colonne vertébrale aura tendance à s'infléchir sous le poids qu'elle doit supporter.

Or une colonne vertébrale souple et fléchie tend vers la recherche de son équilibre naturel, par la torsion inévitable qui est fonction de la flexion[1], mais cela ne va pas sans un

---

1. *La rotation vertébrale est fonction de la flexion latérale.* — Quand on examine un squelette de scoliotique, on s'aperçoit aussitôt que la déviation latérale, qui sert le plus souvent de définition même à la maladie, est loin de la constituer tout entière.

D'autres changements notables sautent aux yeux tant dans la configuration des vertèbres prises isolément que dans l'ensemble de la colonne déviée. Le rachis a subi une torsion qui fait que les corps vertébraux, au lieu de se présenter de face, regardent du côté de la convexité et cela d'une manière d'autant plus accusée qu'ils sont plus voisins du sommet de la courbure. Les pédicules, les lames, les apophyses articulaires, transverses et épineuses, ont, eux aussi, subi des

affaissement vertical considérable. Il faut pour l'éviter qu'une force extrinsèque vienne à son secours. Si ce ne sont les muscles et les ligaments qui la soutiennent, il faudra par des

déformations que n'explique qu'incomplètement la flexion latérale et qui semblent bien plus en grande partie sous la dépendance de la torsion que nous venons de voir. Ces déformations, qui paraissent accessoires lorsqu'on lit certaines descriptions de scoliose, en constituent au contraire un élément au moins aussi grave que la déviation latérale elle-même ; c'est d'elles que dépendent la saillie costale postérieure et la déformation ovalaire oblique du thorax. Aussi de tout temps cette rotation du rachis dans la scoliose a-t-elle exercé la sagacité des orthopédistes qui se sont ingéniés à découvrir et son mode de formation et les moyens de la corriger. Chacun a voulu fournir son explication et aussi son remède.

Mais malgré les innombrables théories émises jusqu'à ce jour, on ne semble pas être encore trop d'accord sur le mode de production de la torsion rachidienne ni sur l'époque de son apparition. De même, les nombreux appareils construits pour lutter contre cette déformation, les attitudes et les mouvements variés recommandés pour la combattre sont une preuve de la difficulté à vaincre.

Il est cependant une théorie toute mécanique qui nous semble rendre bien compte des déformations observées et explique en même temps l'insuccès obtenu par tous les traitements qui visent spécialement la torsion vertébrale. Cette théorie n'est point nouvelle. Depuis Bouvier jusqu'à Lorenz, plusieurs orthopédistes en ont parlé, mais il ne semble pas qu'on en ait tiré toutes les déductions qu'elle comporte. Voici comment nous la concevons.

Le poids de la partie supérieure du corps se transmettant à la base de sustentation à travers une colonne vertébrale déviée donne lieu à des décompositions de forces au niveau des courbures. Si la colonne vertébrale était composée de disques à faces parallèles verticalement étagés les uns sur les autres, le poids du corps se transmettrait intégralement d'une vertèbre à l'autre suivant la verticale. Mais lorsqu'il s'agit d'une colonne déviée, les pressions se communiquent d'une vertèbre à l'autre normalement aux surfaces en contact suivant les lois de la mécanique. De sorte que la pression principale sur une vertèbre comprise dans une des courbures peut se décomposer en deux pressions secondaires, l'une verticale et l'autre horizontale dont la valeur respective peut se déterminer en construisant un parallélogramme des forces. On voit ainsi qu'il se produit au niveau de chaque vertèbre déviée une poussée horizontale dans le sens de la convexité de la courbure, poussée d'autant plus forte qu'on s'approche davantage du sommet de la gibbosité.

Mais ici il y a lieu de considérer deux parties bien distinctes dans la colonne vertébrale : une colonne antérieure formée des corps vertébraux simplement empilés les uns sur les autres ; une colonne postérieure, au contraire, formée des lames, des apophyses transverses et épineuses et des surfaces articulaires, présentant un enchevêtrement de pièces

moyens artificiels, soit aller au-devant de la flexion en supprimant la surcharge, soit fournir un tuteur qui s'oppose à cette flexion.

Le décubitus horizontal sur un lit mécanique, lit plâtré, ou simplement sur une planche, la suspension oblique, le port de certains appareils supportant le poids de la tête et des épaules et renouvelés de l'antique machine de Levacher, tendent à réaliser le premier desideratum. Chaque système a ses avantages et ses inconvénients ; aucun ne saurait convenir à tous les cas, mais tous peuvent rendre des services étant employés à propos.

osseuses s'emboîtant les unes dans les autres et maintenues par des ligaments courts et résistants. On voit de suite que la résistance que la colonne antérieure pourra opposer à la poussée horizontale dont nous avons montré l'existence sera bien moindre que celle de la colonne postérieure. Aussi les pédicules qui servent de lien entre la colonne antérieure relativement mobile et la colonne postérieure à peu près fixe subissent la plus grande partie de l'effort, ce qui explique leur profonde déformation.

Cette force horizontale qui pousse les vertèbres déviées vers la convexité explique bien la déformation des vertèbres rhomboïdales qu'on rencontre dans presque toutes les scolioses, ainsi que l'élargissement des surfaces de contact des corps vertébraux qui glissent en tournant les uns sur les autres.

Mais ce qui fait que les déformations observées paraissent souvent plus complexes et sont plus difficiles à interpréter, c'est qu'il faut tenir compte, en outre de la déviation latérale pathologique, des déviations antéro-postérieures qui compliquent souvent la scoliose, ou même simplement des incurvations physiologiques normales de la colonne vertébrale. Il se rencontre ainsi dans la région dorsale des combinaisons de flexion latérale et de flexion à convexité antérieure qui, au lieu d'engendrer comme nous l'avons montré une poussée horizontale dans le sens de la convexité latérale principale, donnent une poussée plus oblique en avant.

Car il est bien évident que ces pressions que nous voyons se produire dans le sens de la convexité dès qu'une flexion latérale apparaît doivent aussi exister pour les courbures antéro-postérieures, que celles-ci soient pathologiques ou même physiologiques. Mais dans ce cas ces poussées accessoires ne modifient en rien la symétrie des vertèbres qui présentent alors une résistance symétrique et homogène. Néanmoins ces poussées d'arrière en avant dans la scoliose dorsale expliqueraient bien cet aplatissement des disques vertébraux plus accentué près de leur inser-

Quant aux appareils destinés à servir de tuteur, ce sont les corsets, dont la variété est incommensurable. Malheureusement ceux qui les préconisent ne veulent pas généralement voir en eux de modestes tuteurs, rôle qu'ils peuvent quelquefois remplir efficacement ; ils veulent à tort en faire des redresseurs. Or un corset quel qu'il soit, en plâtre ou en acier, avec ou sans plaques, muni ou non de crémaillères, n'a jamais redressé une scoliose, et c'est une grave erreur que de vouloir guérir une déviation rigide en l'enfermant dans un corset, avant de l'avoir assouplie. Le corset ne fait que fixer le résultat de l'assouplissement.

tion aux pédicules que sur le bord libre, déformation observée par quelques auteurs allemands et désignée par eux sous le nom de *réclination*.

Il y a aussi lieu de tenir compte, dans la déformation des apophyses transverses, de leur articulation avec les côtes et de l'influence par pression réciproque. Si l'on considère le peu de distance qui sépare les deux articulations vertébrales d'une même côte eu égard à la longueur de celle-ci, on s'aperçoit que la moindre pression sur l'extrémité thoracique d'une côte doit, avec un bras de levier aussi puissant, agir nécessairement à la longue sur les apophyses transverses.

En somme, la rotation des vertèbres et les diverses déformations que l'on observe semblent être une suite naturelle, mécanique et inévitable de la flexion latérale ; inséparables de celle-ci et se produisant parallèlement à elle. Je croirais même volontiers que cette torsion du rachis n'est qu'une *tendance* vers la forme hélicoïde parfaite. N'est-ce pas en effet cette forme idéale que nous voyons donner à toute colonne torse destinée à supporter une charge quelconque.

Ce n'est point à dire qu'il y ait lieu de favoriser cette torsion déjà trop gênante ; elle ne pourrait du reste, dans beaucoup de cas, devenir plus complète qu'elle n'est déjà. Ces considérations ne tendent qu'à montrer la dépendance immédiate et comme automatique qui unit la rotation à la déviation latérale.

Aussi n'y a-t-il pas d'intérêt à employer de coûteux appareils qui d'ailleurs ont un effet à peu près nul sur la rotation contre laquelle ils sont spécialement construits. Quant aux manœuvres manuelles préconisées contre la rotation, elles n'agissent en réalité que sur la flexion latérale et un peu sur la forme des côtes. Elles sont trop passagères pour pouvoir modifier d'une façon sérieuse un squelette déformé ; elles n'ont de valeur que comme assouplissement préparatoire.

Que l'on s'efforce en un mot de lutter contre la flexion latérale, et par là même on entravera la rotation qui en dépend ; le traitement de la rotation isolée est presque toujours impuissant et inutile.

Mais je ne veux pas m'étendre davantage sur le traitement de cette partie de la scoliose qui sort du domaine de la kinésithérapie.

Je tiens à faire remarquer cependant ici que le port d'un corset fixe plâtré ou autre n'est pas incompatible avec l'exercice des muscles du tronc. Je fais suivre à l'hôpital les exercices de gymnastique à toutes les scolioses plâtrées et elles s'en trouvent fort bien. Il ne manque pas d'attitudes-exercices qui permettent d'obtenir la contraction statique des muscles du tronc et remplacent en partie au moins les mouvements de flexion interdits par l'appareil.

Troisième catégorie. — Scoliose rigide.

Dans le cas où la déviation est rigide, nous aurons beau employer le massage des muscles et les mouvements actifs, nous n'obtiendrons rien de satisfaisant. Ce qu'il faut avant tout, c'est assouplir le rachis. Ces manœuvres d'assouplissement qui font partie de la kinésithérapie passive constituent la préparation indispensable au traitement de toute scoliose rigide. Sans assouplissement il est impossible de faire prendre au sujet les attitudes corrigées actives ou passives qui constituent, comme nous le disions, le but à atteindre. Ce principe qui paraît élémentaire est cependant trop souvent oublié.

Lorsque la mobilisation du rachis a été obtenue par les manœuvres que nous étudierons plus loin, on se trouve ramené au cas d'une scoliose souple non susceptible de redressement volontaire (deuxième catégorie).

En résumé : une scoliose souple susceptible de redressement volontaire peut guérir par le seul traitement kinésique sans corset ni appareil. Ici la kinésithérapie est nécessaire et suffisante.

Une scoliose rigide doit avant tout être assouplie pour qu'on puisse ensuite, à l'aide de moyens variés (décubitus, corset, etc...) lui imposer une attitude passive corrigée. Le massage et les exercices devront aussi dans ce cas rendre aux muscles leur tonicité, mais ici la kinésithérapie, tout en restant indispensable, ne sera plus suffisante.

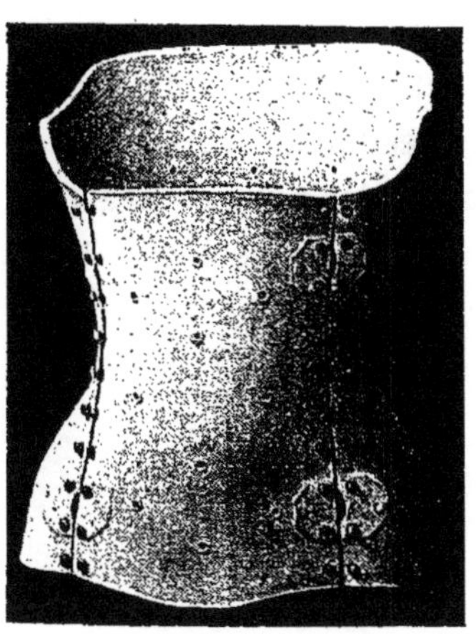

Fig. 64. — Corset amovible indéformable en bois moulé et celluloïd (modèle de l'auteur).

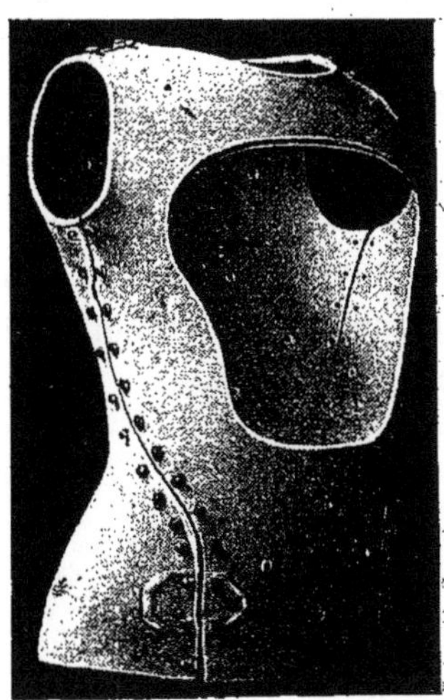

Fig. 65. — Corset amovible indéformable en bois moulé et celluloïd (modèle de l'auteur).

SCOLIOSE RIGIDE SUSCEPTIBLE
DE REDRESSEMENT VOLONTAIRE PARTIEL

Les trois catégories que nous venons d'établir sont forcément un peu schématiques et dans la pratique la majorité des scolioses participe à la fois de la première et de la troisième catégorie. Beaucoup de scoliotiques sont susceptibles d'un redressement volontaire partiel, mais insuffisant toutefois pour vaincre la rigidité de leurs courbures. Ils les diminuent mais n'arrivent pas à les faire disparaître totalement. En pareil cas, on peut essayer d'un traitement purement kinésique composé d'une part d'attitudes et de mouvements actifs correcteurs, d'autre part de manœuvres passives de mobilisation. On pourra s'aider en pareil cas d'un appareil de soutien amovible, corset de maintien du modèle de la figure 61 ou mieux corset moulé en celluloïd (fig. 64 et 65). Mais en pareil cas la mobilisation demande à être faite avec des précautions spéciales sur lesquelles nous allons insister. De plus, on doit surveiller attentivement l'évolution de la scoliose, de façon à revenir sans hésiter au traitement de la deuxième catégorie si l'on constate des progrès négatifs, ce qui malheureusement arrive parfois malgré toutes les précautions prises.

CHAPITRE VIII

MOBILISATION DANS LA SCOLIOSE

Il convient d'envisager deux cas :

Ou bien l'on se propose, par une mobilisation forcée, d'obtenir un redressement qu'on fixera ensuite pour un temps plus ou moins long dans un appareil plâtré ou dans tout autre appareil inamovible.

Ou bien l'on se décide pour un redressement kinésique pur qu'on obtiendra par des manœuvres d'assouplissement au cours de séances répétées d'exercices avec ou sans l'aide d'un corset amovible.

1° Redressement force rapide, en vue d'un plâtre inamovible.

Dans ce cas, la mobilisation pourra se faire par l'un quelconque des procédés que nous étudierons plus loin, en tâchant d'obtenir en le moins de temps possible le maximum de redressement. Il convient en général de faire au moins une séance par jour et même une le matin, l'autre le soir, et de laisser le malade complètement étendu entre les séances. Ces manœuvres de redressement forcé, peu douloureuses en général dans la scoliose (plus douloureuses sans que je sache pourquoi dans la cyphose), fatiguent en effet le malade et augmentent naturellement l'affaissement par distension des ligaments. Aussi ne faut-il les entreprendre que quand on est bien décidé à plâtrer, sinon une telle mobilisation aggraverait en quelques jours la scoliose, loin de l'améliorer.

En général, avec une dizaine de séances de mobilisation forcée on atteint la limite de redressement possible et aussitôt on enferme le malade dans un plâtre de façon à fixer le résultat obtenu. Cette partie du traitement orthopédique étant en dehors de la kinésithérapie, nous n'avons pas à nous en occuper ici. (Pour les cas dans lesquels nous choisissons ce mode de traitement, voir le chapitre précédent.)

2° Redressement par manœuvres kinésiques seules.

Ici la mobilisation demande beaucoup plus d'attention et de soins ; elle doit remplir deux conditions essentielles : être progressive et localisée.

La ligne de conduite fondamentale, en pareil cas, doit être de mener de front la mobilisation et le redressement musculaire volontaire. Si vous mobilisez rapidement une scoliose sans lui donner les muscles et les ligaments suffisants pour maintenir son redressement, vous l'aggraverez au lieu de l'améliorer. Or il est relativement plus facile de mobiliser que de maintenir le redressement obtenu. On peut, comme nous l'avons vu tout à l'heure, obtenir en quelques séances par des manœuvres plus ou moins violentes un redressement appréciable, quelquefois même parfait comme dans le cas représenté par les photographies (fig. 66 et 67). Il faut au contraire un long temps, plusieurs mois souvent, pour obtenir un renforcement du système musculo-ligamenteux capable de fixer, d'une manière durable, un léger redressement.

La mobilisation devra donc être progressive, toujours prudente et subordonnée aux progrès de l'attitude ; les exercices seront choisis de façon à viser beaucoup le renforcement de la musculature et son équilibration, un peu seulement l'assouplissement du rachis.

La deuxième condition d'une bonne mobilisation sera d'être localisée.

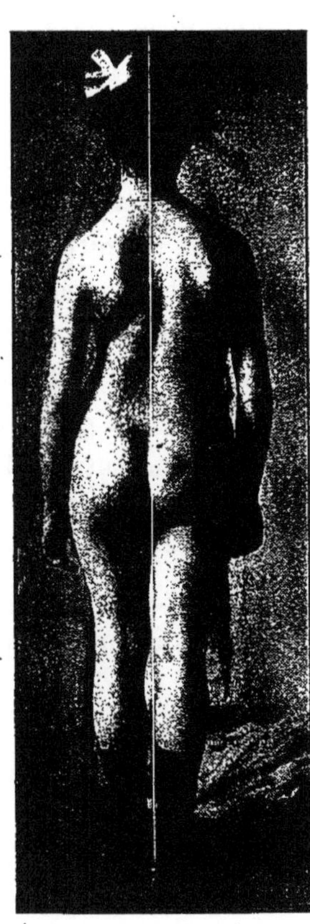

Fig. 66. — Scoliose souple incapable de redressement volontaire.

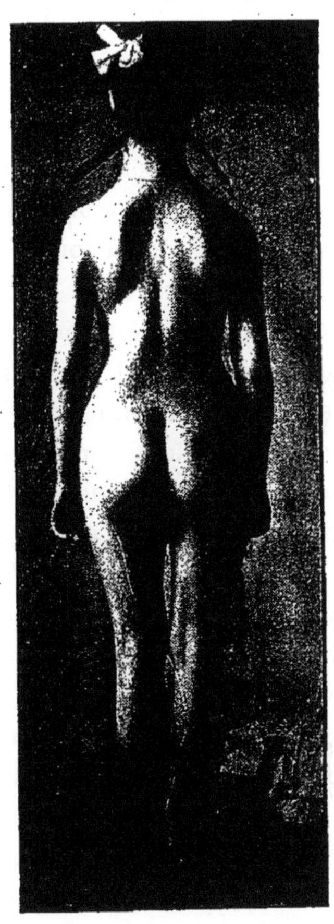

Fig. 67. — La même en suspension cervicale. (Ces deux photographies ont été prises le même jour à quelques minutes d'intervalle.)

Beaucoup d'exercices actifs sont préconisés dans la scoliose d'après l'effet qu'ils produisent sur le rachis souple d'un individu normal. Or si l'on examine l'effet produit sur diverses scolioses, on trouve des résultats assez différents. C'est qu'en effet il faut tenir compte de la rigidité de tel ou tel segment du rachis scoliotique qui dès lors ne réagit pas aux mouvements comme un rachis normal. Alors que dans un mouvement de flexion latérale du tronc un sujet normal fera décrire à sa colonne vertébrale une courbe régulière et uniforme, un scoliotique au contraire qui aura une zone de rigidité dorsale ne parviendra qu'à obtenir une flexion plus ou moins angulaire de sa région lombaire. Un tel mouvement destiné en principe à redresser la courbure dorsale primitive d'une scoliose pourra fort bien, si l'on n'y veille attentivement, produire simplement une aggravation marquée de la courbure lombaire compensatrice. Il en est de même de la flexion du tronc en arrière, fort usitée dans la cyphose, et qui le plus souvent ne fait qu'augmenter la lordose compensatrice si l'on ne prend certaines précautions pour éviter cet écueil.

En réalité, comme on l'a déjà fait observer, il est excessivement difficile, en pratique, de trouver un exercice actif qui redresse une courbure sans augmenter la courbure compensatrice.

Aussi, quant à moi, je me sers très peu dans la scoliose en S des exercices d'assouplissement volontaire, et je préfère utiliser les manœuvres passives que nous étudierons plus loin. Elles permettent mieux de localiser l'effet sur la zone ankylosée, de plus on peut les graduer à volonté. Le médecin s'en réservant l'application, au cours des séances qui se donnent dans son cabinet, ne craint pas de voir son malade abuser d'exercices qui peuvent facilement devenir nuisibles.

CHAPITRE IX

RESPIRATION DANS LA SCOLIOSE

La respiration a une importance capitale en orthopédie vertébrale.

En dehors des effets généraux sur l'organisme, qui ne sont pas chose négligeable chez des malades, tels que les scoliotiques, il y a lieu de tenir compte tout particulièrement de l'heureuse influence du développement pulmonaire sur la forme extérieure du thorax et sur le redressement des courbures rachidiennes.

La radioscopie a permis de constater nettement ce dernier fait et la respiration faite sous la toise en donne aussi la confirmation.

Il y a presque toujours dans la scoliose, ainsi que l'a signalé Rosenthal, une différence d'ampliation thoracique entre les deux moitiés du thorax. La constatation peut se faire à l'aide du centimètre symétrique de cet auteur, qui permet des mesures rapides. Il en découlera comme corollaire l'indication d'exercices de respiration unilatérale (voir fascicule Rosenthal).

Comme l'a fait très justement remarquer le professeur Maurel de Toulouse, les sujets atteints de déviation rachidienne peuvent au point de vue respiration être divisés en deux catégories : les uns ont de l'anhélation et les autres, malgré des déviations parfois plus prononcées, n'en ont pas. Or quand on prend la section thoracique, on trouve que chez les uns, un des côtés s'est suffisamment agrandi pour compenser l'étroitesse de l'autre, tandis que chez les autres cette compensation n'a pas eu lieu. Il est d'ailleurs remarquable de voir comment on peut, en quelques semaines seulement, par des exercices respiratoires, rendre à ces malades une respiration satisfaisante ou en tous cas très améliorée.

Les mensurations que j'ai prises moi-même sur un certain nombre de scoliotiques, montrent en effet qu'au début du traitement c'est le côté de la convexité qui en général possède la plus grande ampliation ; la différence est parfois de 1 centimètre et demi au moins[1].

Mais j'ai constaté non moins nettement que cette différence tend à s'atténuer pour devenir nulle, dès que le malade a suivi pendant un mois ou deux le traitement kinésique.

La respiration comprend deux temps : l'inspiration et l'expiration.

Elle doit être de préférence complètement nasale. On peut toutefois tolérer l'expiration, bouche entr'ouverte.

Défauts à éviter : trop grande vitesse. (Le rythme normal d'un adolescent est, d'après Quételet, de 18 à 20 par minute. En position couchée il serait un peu ralenti.)

Oubli de la position de départ pendant l'élévation des bras (fig. 15 et 16.)

L'inspiration comporte essentiellement l'entrée en jeu du diaphragme et des muscles élévateurs des côtes. On y ajoute d'ordinaire des mouvements d'élévation des bras ou l'appui aux hanches, pour faciliter la respiration et en augmenter

1. Voir pour plus de détails sur cette question ma communication à la Société de Kinésithérapie (séance du 10 mai 1912) in *La Pratique des agents physiques*, n° 5, 1912 et dans *Archives générales de Médecine*, juin 1912.

l'amplitude. Mais il faut se garder de prendre l'accessoire pour le principal (comme on le voit trop souvent) et de lever les bras en oubliant de respirer.

La respiration se fait normalement suivant 2 types principaux : le type abdominal et le type costal supérieur.

Dans le type abdominal le ventre se soulève pendant l'inspiration, tandis que dans le type costal supérieur, le ventre, au contraire, doit rentrer pendant l'inspiration.

Le type costal supérieur présente, en orthopédie du moins, de grands avantages en ce qu'il favorise l'attitude correcte avec redressement du rachis, effacement des épaules et poitrine bombée. Il est d'ailleurs indispensable de le faire adopter aux malades qui doivent porter un corset soit rigide (plâtre, celluloïd, etc.) soit même un corset de maintien demi-souple (coutil et acier). Le corset les forcera en général dès les premiers jours à adopter ce mode respiratoire, mais ce sera un grand service à rendre aux malades que de les y habituer d'avance. Ils supporteront ainsi beaucoup mieux leur appareil dès le premier jour.

J'ai observé par ailleurs dans le courant de 1911 deux cas de hernie inguinale chez des enfants porteurs de corsets rigides inamovibles (un mal de Pott et une scoliose rachitique) et qui, malgré leur corset, avaient conservé la respiration abdominale. Y a-t-il là une relation entre la poussée produite à chaque inspiration par le diaphragme sur une paroi abdominale relâchée ; le fait est au moins possible. On a signalé depuis longtemps que chez les enfants porteurs de corsets plâtrés qui ont conservé la respiration abdominale, la poussée intestinale se traduit fréquemment par un soulèvement du périnée à chaque inspiration. Quoi qu'il en soit, je ne manque jamais d'enseigner à mes malades la respiration costale supérieure avant de les enfermer dans le plâtre.

CHAPITRE X
EXERCICES SPÉCIAUX ACTIFS EMPLOYÉS DANS LE TRAITEMENT DE LA SCOLIOSE

Les exercices actifs employés dans le traitement de la scoliose cherchent d'une part à rééduquer l'attitude, d'autre part à mobiliser le rachis et à produire même parfois de la surcorrection.

Les exercices fondamentaux étudiés en détail précédemment formeront la base du traitement actif, mais ils n'ont rien de spécial à la scoliose, et nous n'avons pas à y revenir ici. Il est au contraire un certain nombre d'exercices spéciaux que nous allons passer en revue dans ce chapitre, sans avoir la prétention de citer tous ceux qui ont été conseillés, car leur nombre est infini.

EXERCICES DE REDRESSEMENT VERTICAL VOLONTAIRE EN STATION DEBOUT

Ils forment à mon avis la classe la plus importante des exercices actifs, car ils ne peuvent jamais nuire et beaucoup ne nécessitent aucun accessoire. Ceux-là rentrent dans la catégorie de ce que j'appelle les attitudes correctrices d'usage courant, qui peuvent se prendre facilement à tout moment et en tout lieu, sans même attirer l'attention, contrairement aux attitudes d'exception qui ne sont possibles à prendre que pendant quelques instants chaque jour.

Attitude debout fixe. — Cette attitude que nous avons décrite en détail page 20 constitue par elle-même un excellent exercice de redressement actif : c'est en même temps le plus simple et les scoliotiques doivent s'habituer à le répéter aussi souvent que possible dans la journée.

On fera ce redressement volontaire de préférence devant une glace (fig. 68) en s'inspirant de la méthode du médecin norvégien Kjœlstad. Ce système de gymnastique, institué vers 1830 et repris depuis par le Dr Tideman de Christiania, diffère totalement du système suédois. Voici d'après Roth[1] quel en est le principe :

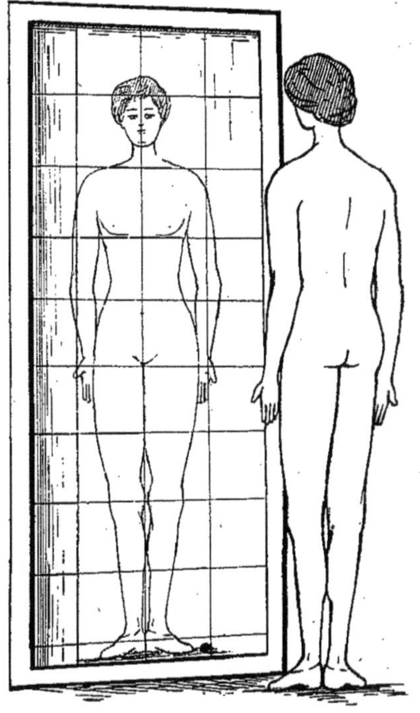

Fig. 68. — Redressement volontaire devant une glace quadrillée d'après la méthode norvégienne de Kjœlstad et Tideman.

« On doit intéresser le malade à son état et le faire participer à sa cure. Pour cela, il faut faire voir au malade qu'il n'est pas droit, lui indiquer, lui faciliter les moyens de se redresser. On place le malade les yeux fermés devant une glace, on lui dit de se tenir droit; on lui fait constater en rouvrant les yeux qu'il se tient mal et on lui fait rectifier de lui-même sa position.

1. Cité par de Saint-Germain in *Leçons cliniques d'orthopédie.*

Peu à peu, même les yeux fermés, il arrive à se mettre en bonne position et à s'y maintenir. Kjœlstad apprenait à ses malades à se figurer devant eux deux lignes en croix, l'une verticale donnant la direction du corps en hauteur, l'autre horizontale servant de guide pour la position des épaules. Il attachait une grande importance à ce que le malade arrivât à avoir conscience de son nombril et parvînt à se figurer un fil à plomb suspendu au nombril avec la volonté de le porter. »

Ces exercices qui ne sont qu'un mode particulier de rééducation de l'attitude nécessitent malheureusement des sujets appliqués et intelligents.

Je me sers volontiers à l'exemple de Tideman d'une glace quadrillée, mais au lieu de tracer le quadrillage sur la glace elle-même, je préfère le tracer sur un fond mobile en carton, placé contre le dos du sujet. Outre que de cette façon la silhouette se détache mieux, l'image du quadrillage et celle du sujet se trouvent plus rapprochées l'une de l'autre et l'œil fixe plus facilement les deux à la fois.

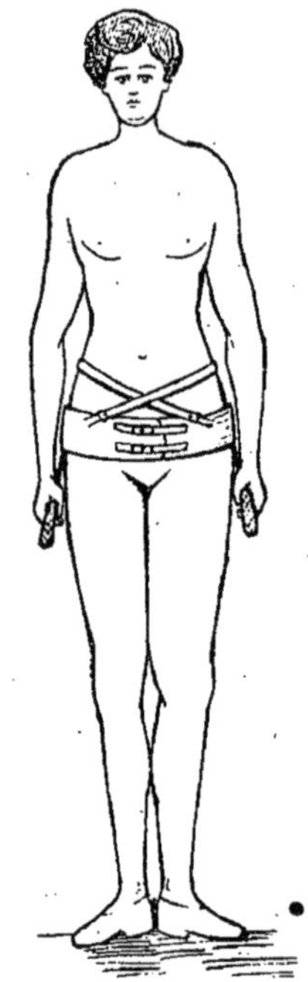
Fig. 69. — Redressement volontaire à l'aide de la ceinture norvégienne.

Ceinture norvégienne. — Elle se compose d'une sangle large de 7 à 8 centimètres environ qui se place, non au-dessus des hanches comme toutes les ceintures, mais en dessous de la crête iliaque (fig. 69). Du milieu de cette sangle partent deux petites lanières qui passent chacune d'un côté au-dessus de la crête iliaque et viennent se boucler en avant. Une poignée en forme de poire allongée est suspendue de chaque côté de la sangle pour la prise des mains.

Ainsi équipé, le malade, les poignées bien en main, fait effort pour redresser le tronc et l'allonger le plus possible, en s'appuyant sur la ceinture. C'est un très bon exercice, qui produit sur les courbures scoliotiques un redressement appréciable. On peut d'ailleurs, pour s'en convaincre, l'associer à l'emploi de la toise.

Exercice de la toise. — Le malade se place sous la toise en position naturelle, c'est-à-dire tel qu'il se tient d'habitude debout. On lui fait alors répéter les exercices précédents : debout fixe, exercices de la ceinture norvégienne et on lui fait constater à chaque fois le redressement très net de sa colonne vertébrale indiqué par une élévation plus ou moins notable du curseur. Il n'est pas rare de pouvoir obtenir ainsi des redressements volontaires qui atteignent 4 à 5 centimètres. Cet exercice de la toise, outre qu'il sert de moyen de contrôle, a un grand intérêt car il rend visible pour le malade le résultat de ses efforts et l'intéresse au traitement.

Appui effectif des mains aux hanches. — Le procédé de la ceinture norvégienne assure certainement aux mains la position la plus favorable en hauteur pour faciliter le redressement du tronc, mais il a l'inconvénient de nécessiter un accessoire à peu près personnel, ce qui en restreint l'usage. Aussi je lui substitue le plus souvent comme exercice d'usage courant, le redressement actif avec mains aux hanches, qui donne également de très bons résultats comme on peut en juger par les deux photographies ci-jointes. Il ne nécessite d'ailleurs aucun accessoire, ce qui permet de le répéter fréquemment dans la journée.

J'ai dit, page 24, les raisons qui me font préférer la position mains aux hanches avec pouces en avant, je n'y reviens pas ici.

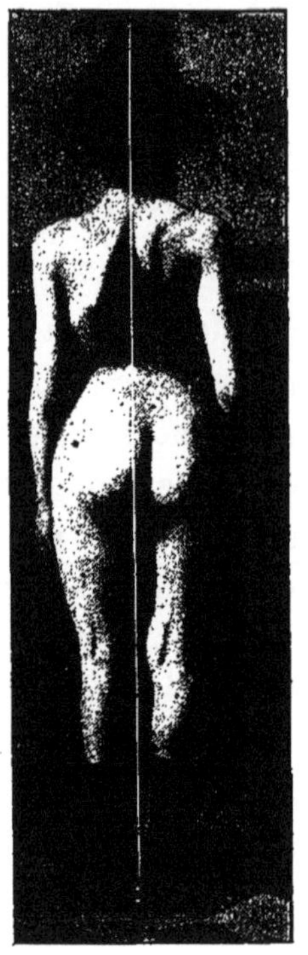

Fig. 70. — Scoliotique au repos.

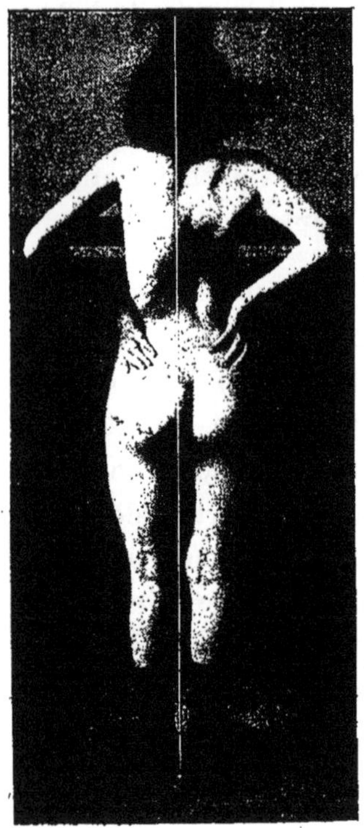

Fig. 71. — La même en attitude redressée active avec mains aux hanches.

Redressement vertical asymétrique. — Tous les exercices que nous venons de voir se font symétriquement, en voici un au contraire qui tend à obtenir un redressement asymétrique. Le Dr de Saint-Germain[1] en donnait la description suivante : « Le malade étant placé vis-à-vis de vous, le dos

1. *Loc. cit.*

tourné de votre côté, vous l'engagez à redresser doucement le corps comme s'il voulait toucher le plafond avec sa tête sans s'élever sur ses pointes. Quand ce résultat a pu être obtenu facilement et qu'il a compris, modifiez quelque peu la manœuvre en l'engageant à chercher à toucher le plafond non plus avec le sinciput, ou sommet de la tête, mais bien avec une des deux bosses pariétales ; la droite si nous avons affaire à une dorsale principale droite, la gauche si nous avons à traiter une dorsale principale gauche. Quand cet exercice est bien fait l'effet en est satisfaisant. La contraction des muscles spinaux du côté correspondant s'exécute sous nos yeux et le redressement s'effectue. »

EXERCICES DE FLEXION LATÉRALE AVEC POSITION SPÉCIALE
DES MAINS

Les exercices de flexion cherchent, tout en faisant travailler les muscles de la convexité, à assouplir les courbures rigides.

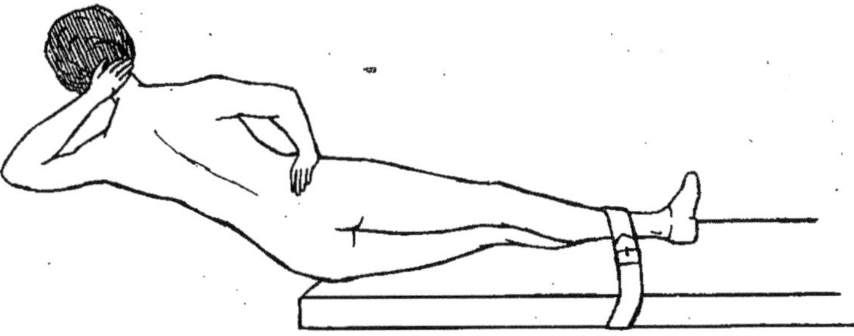

Fig. 72. — Flexion latérale du tronc avec position spéciale des mains
(scoliose dorsale à convexité droite).

En dehors des exercices généraux de flexion, que nous avons étudiés plus haut (voir page 35 et suiv.), on utilise la flexion latérale debout avec une main à la nuque (celle du côté de la concavité) et l'autre main à la hanche ou appuyée sur la gibbosité si celle-ci n'est pas située trop haut.

C'est le même exercice mais plus difficile à cause de la posi-

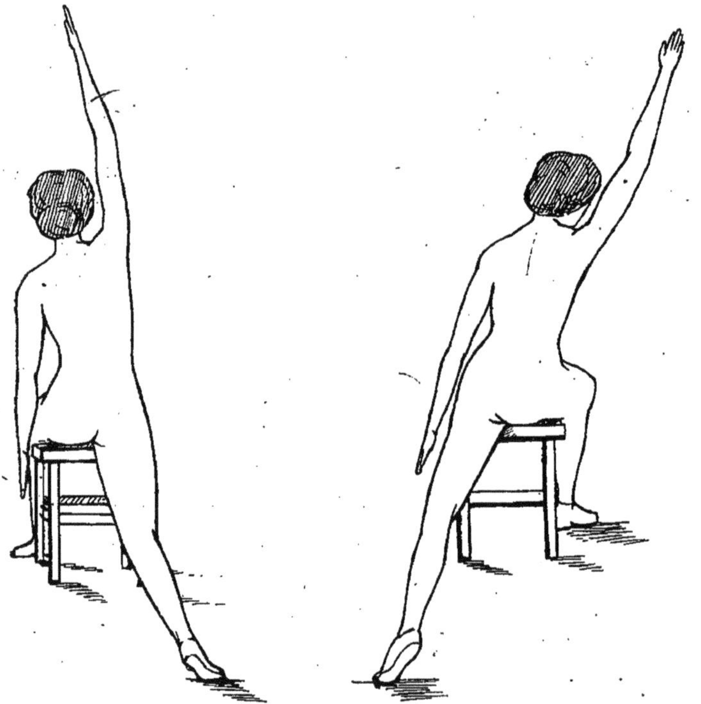

Fig. 73. — Fente spéciale correctrice dans la scoliose en C.

Fig. 74. — Fente spéciale correctrice dans la scoliose en S.

tion de départ horizontale qui est représentée dans la figure 72.

EXERCICES DE FENTE AVEC APPUI UNIFESSIER

Ces exercices ont une certaine analogie avec les fentes classiques droites et obliques que nous avons décrites précédemment (page 48). Ils tiennent de l'une et de l'autre ; tou-

tefois on en fait ici des exercices-attitudes grâce à l'appui
d'un tabouret placé sous la fesse et la cuisse en flexion. La
position à prendre varie selon que l'on s'adresse à une courbure en C ou à une courbure en S.

La figure 73 représente la position à prendre en cas de
courbure en C; on doit étendre le bras et la jambe du côté de
la concavité et au contraire fléchir le genou et laisser tomber
le bras du côté de la convexité.

Dans le cas de courbure en S au contraire on étend le bras
du côté de la concavité dorsale et on fléchit le genou du côté
de la convexité lombaire; c'est une fente croisée comme le
montre la figure 74.

MÉTHODE DE KLAPP ET EXERCICES SANS SURCHARGE

Klapp a institué une méthode de traitement des scolioses
qui se caractérise par l'emploi de la marche à quatre pattes
et d'attitudes rampantes qui rappellent beaucoup les fentes
que nous venons de voir. Les figures 75 et 76, dessinées
d'après nature sur des sujets étendus en position de Klapp,
montrent bien cette analogie. La figure 75 répond à un cas
de scoliose en C et la figure 76 à un cas de scoliose en S.

Ces attitudes permettent assez facilement d'obtenir la surcorrection des courbures dans les cas de scolioses encore
souples. Je m'en sers comme positions prolongées de repos
horizontal entre les séances; les jeunes malades supportent
très bien ces attitudes bizarres d'aspect mais au fond moins
pénibles qu'on pourrait le croire.

Toutefois il ne faudrait pas, de ce que cette méthode a une
certaine valeur, vouloir en faire une panacée, et Vulpius, au congrès de Budapest en 1909, a justement protesté contre l'abus
qui en est fait en Allemagne, et contre son application souvent

peu judicieuse et incompétente. Un grand avantage du système de Klapp est de faire travailler le dos presque uniquement dans un plan horizontal ; quelques exercices seulement se font en station debout.

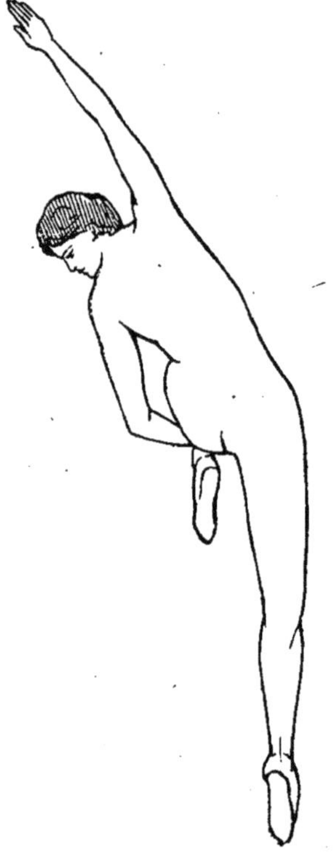

Fig. 75. — Attitude de surcorrection dans la scoliose en C (d'après Klapp).

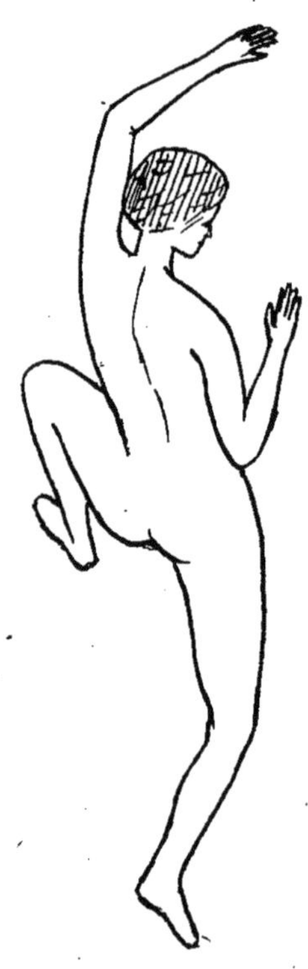

Fig. 76. — Attitude de surcorrection dans la scoliose en S (d'après Klapp).

Il est en effet un grand nombre de scolioses de la deuxième et troisième catégorie (voir page 82) qu'il est préférable de faire travailler en supprimant la surcharge de la tête et des épaules. Le décubitus satisfait évidemment à cette condition, mais certains mouvements de bras ne se font bien que debout.

Aussi pour tourner cette difficulté, j'ai coutume de combiner ces exercices de bras avec l'emploi de la suspension cervicale qui supprime les inconvénients de la surcharge.

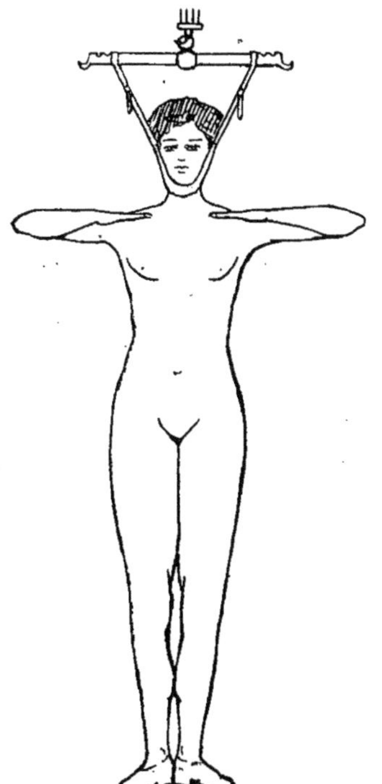

Fig. 77. — Exercice des mains à la poitrine en suspension cervicale conservatoire.

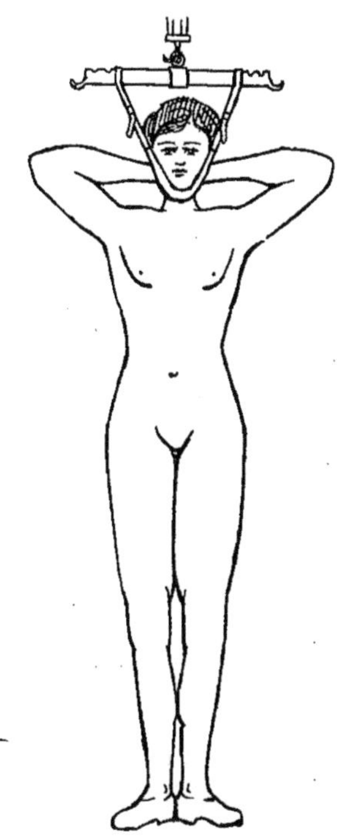

Fig. 78. — Exercice des mains à la nuque en suspension cervicale conservatoire.

La figure 77 représente l'exercice des mains à la poitrine exécuté par un sujet en suspension. La figure 78 montre l'exercice des mains à la nuque dans les mêmes conditions.

Le sujet doit être en pareil cas mis seulement en suspension conservatoire (voir l'explication de ce terme page 115); sans cela l'exercice serait ou impossible ou incorrect.

CHAPITRE XI

MANŒUVRES PASSIVES SPÉCIALES
AU TRAITEMENT DE LA SCOLIOSE

DU MASSAGE DANS LA SCOLIOSE

Le massage sera très indiqué pour tonifier l'organisme des scoliotiques car leur état général a une grosse importance au point de vue des résultats à attendre du traitement local. Le massage abdominal léger qui a, comme l'a montré Stapfer, une action si manifeste sur la circulation générale sera en particulier très utile.

Quant à la scoliose en elle-même, y a-t-il intérêt à la masser et quels muscles massera-t-on ?

Pour ceux qui voient dans la scoliose une simple conséquence de l'atrophie unilatérale de certains muscles du tronc, le massage est tout indiqué pour rendre à ces muscles l'énergie qui leur manque. Comme ce sont les muscles de la convexité qui, théoriquement du moins, doivent être atrophiés, c'est sur cette partie du dos qu'on a coutume de faire porter les manœuvres massothérapiques.

Je dois dire toutefois qu'en pratique il est presque toujours impossible de sentir au début de la scoliose une différence de volume entre les muscles des deux côtés du dos. Voici d'ailleurs ce que disait F. Lagrange à ce sujet[1] : « Il y a manifestement des troubles de la fonction motrice dans les muscles du rachis, chez les sujets atteints de déviations vertébrales; mais ces troubles ne consistent nullement dans une inégalité de force des muscles antagonistes. Il est facile de s'en assurer en soumettant les sujets à des appareils pour mouvements actifs dont on puisse graduer exactement la résistance; et c'est une expérience que j'ai faite. On sait que les appareils de Zander permettent d'évaluer l'effort musculaire effectué, d'une manière aussi précise que le dynamomètre. Or, chez les scoliotiques, l'appareil qui sert à la flexion latérale active du tronc m'a permis dans tous les cas que j'ai observés, de constater que les groupes musculaires correspondant à la convexité de la courbure rachidienne pouvaient développer exactement le même effort que ceux de la concavité. »

L'atrophie musculaire n'est à mon avis que secondaire dans la scoliose; ce qui domine le plus c'est le trouble de la fonction musculaire ou son incoordination sous l'influence de la perte de l'équilibre naturel. Seule une gymnastique rééducative pourra y remédier.

Ce n'est point à dire que je méprise le massage du dos dans le traitement de la scoliose, mais je l'emploie de préférence à la fin de la séance pour reposer les muscles qui viennent de fournir un travail souvent fort appréciable. Ce qui m'incitera à continuer cette pratique, c'est que j'ai souvent trouvé des malades qui à la fin de la séance réclamaient d'eux-mêmes ce massage qu'ils qualifiaient de reposant. J'applique en pareil cas le massage indistinctement sur les deux côtés du dos.

1. *C. R. de la Société de Kinésithérapie*, décembre 1901.

En dehors du massage musculaire que j'ai eu seul en vue jusqu'ici, il convient de rappeler d'un mot le massage modelant dans la scoliose. J'en ai déjà parlé précédemment et j'ai montré qu'il s'agissait là plus de mobilisation passive que de massage proprement dit.

MANŒUVRES PASSIVES AVEC APPAREILS

Les manœuvres passives de correction de la scoliose peuvent toutes, si on les analyse, se ramener à ces deux formules élémentaires de redressement d'un arc.

1° Traction sur les extrémités de l'arc en sens inverse;

2° Pression sur le sommet de sa convexité.

Que ces manœuvres soient manuelles ou mécaniques, que les deux moyens soient employés isolément ou au contraire combinés de façons diverses, le principe n'en reste pas moins le même.

Je ne chercherai pas à passer en revue tous les appareils qui ont été proposés pour réaliser soit la traction soit la pression, soit les deux à la fois; ils sont trop nombreux, et il en paraît tous les jours; chaque orthopédiste étant plus ou moins doublé d'un inventeur.

Je présenterai ici quelques moyens dont j'ai la pratique et dont j'ai pu par moi-même éprouver les avantages ou les inconvénients.

Procédés par traction. — Ils peuvent s'appliquer en trois positions principales (verticale, inclinée, ou horizontale) avec suspension par la tête et les épaules ou autosuspension par les mains, avec contre-extension naturelle par le poids du corps ou artificielle par des moyens mécaniques (poids, ressorts, etc.).

On peut les résumer dans le tableau suivant :

Traction	verticale	par suspension cervico-axillaire, par auto-suspension manuelle.	La contre-extension est faite en général par le poids du corps.
	inclinée	C'est une atténuation de la traction verticale permettant de l'utiliser pour des séances prolongées.	
	horizontale	Avec prise cervico-axillaire fixe et contre-extension faite par les poids rattachés à une ceinture pelvienne. C'est le mode d'extension qui était le plus employé naguère, au temps où la vogue était aux lits orthopédiques.	

Procédés par pression. — La pression sur le sommet de la convexité de l'arc suppose pour être efficace que les deux extrémités sont tout au moins appuyées, sinon tirées. Aussi presque tous les procédés qui ont pris la pression comme point de départ essentiel la combinent-ils avec la traction. L'extension est soit cervico-axillaire, soit brachiale simple ou double et la contre-extension soit naturelle par le poids des membres inférieurs, soit artificielle à l'aide de poids, de moufles, etc.

Les diverses manœuvres que nous allons étudier reposent sur ces principes élémentaires.

SUSPENSION VERTICALE CERVICO-AXILLAIRE

SUSPENSION PRÉPARATOIRE. — SUSPENSION CONSERVATOIRE

La suspension verticale, désignée assez généralement aussi sous le nom de « Suspension de Sayre[1] », est une méthode qui

1. La suspension cervicale remise en honneur et perfectionnée par

trouve de journalières applications dans le traitement des déviations de la colonne vertébrale.

C'est, à mon avis, la méthode la plus simple pour obtenir l'assouplissement rapide des scolioses rigides, elle constitue alors ce que j'appelle la *suspension préparatoire*, car l'assouplissement ne constitue dans ce cas qu'une phase préliminaire du traitement.

Mais en dehors de ce rôle préparatoire au redressement, la suspension verticale est aussi employée pour permettre d'appliquer sur une colonne vertébrale plus ou moins assouplie un appareil de soutien qui est le plus souvent un corset plâtré; je désigne dans ce cas la suspension verticale sous le nom de *suspension conservatoire*.

I — SUSPENSION PRÉPARATOIRE

La suspension préparatoire, en la combinant, comme j'ai l'habitude de le faire, avec la pression manuelle et le soulèvement oblique avec balancement, m'a paru être le moyen le plus simple et le plus rapide d'obtenir le maximum d'assouplissement dans les scolioses rigides. Le sujet étant suspendu par la tête et par les épaules suivant la méthode ordinaire, je le soulève jusqu'à ce qu'il ne touche plus terre que par les pointes et je le laisse s'habituer peu à peu à cette position. Déjà par cet exercice le poids des membres inférieurs tend à allonger efficacement la colonne vertébrale dont on voit souvent manifestement les courbures se redresser.

Lorsque le sujet est un peu entraîné et supporte facilement plusieurs minutes de cette suspension simple je pratique

Sayre vers 1874 remonte en réalité à Glisson (1671) dont l'appareil connu sous le nom d'*escarpolette anglaise* se trouve décrit dans l'ouvrage de Levacher de la Feutrie : *Traité du Rakitis*, etc., in-8º, Paris, 1772. — Le même auteur décrit également le collier de Nück, autre machine à suspension cervicale qui date de 1692.

alors la pression manuelle avec soulèvement et balancement du corps (fig. 79).

Pour cela, me plaçant derrière le malade suspendu par la tête et les épaules, je pose la paume de ma main droite au niveau de la saillie costale (main gauche si la saillie est à gauche). J'opère une série de poussées progressives de bas en haut de façon à soulever peu à peu le malade en le balançant légèrement. Ma main forme pour les forces verticales qui tirent sur la colonne vertébrale une sorte de poulie de renvoi qui permet de localiser l'effort à produire et rend l'assouplissement beaucoup plus énergique. Pendant ce temps, la main gauche maintient le patient dans la bonne direction et l'empêche de tourner et s'oppose aussi à une mobilisation souvent inutile de la région lombaire.

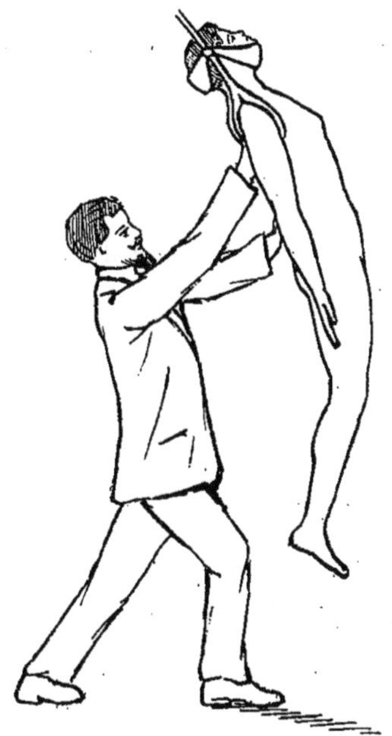

Fig. 79. — Assouplissement manuel du rachis en suspension cervico-axillaire.

Cette méthode d'assouplissement n'a qu'un inconvénient, c'est qu'elle est assez pénible pour l'opérateur.

Par contre, elle est très bien supportée par les malades, quoiqu'un peu effrayante au premier abord, et je n'ai jamais eu le moindre accident depuis que je l'emploie.

Il est rare que, par ce procédé, je n'obtienne pas, avec quinze jours au plus d'exercices suivis, tout l'assouplissement possible. Elle a l'avantage de ne nécessiter comme outillage qu'une simple suspension de Sayre et elle est beaucoup plus efficace que les procédés analogues où l'on se contente de la suspension par les mains. J'ai souvent essayé la suspension par les mains combinée aux pressions manuelles dorsales ; toujours elle m'a paru n'avoir qu'une action insignifiante et de plus les malades ne peuvent la supporter au delà de quelques secondes.

II. — Suspension conservatoire

J'appelle « suspension conservatoire » la suspension verticale employée pour appliquer sur une colonne vertébrale plus ou moins assouplie au préalable un appareil orthopédique moulé ou pour permettre en station debout certains exercices de bras sans crainte de l'affaissement dû à la surcharge.

Voyons comment se fait cette suspension et comment à mon avis on doit la faire.

On a généralement l'habitude de soulever fortement le malade en le laissant seulement toucher le sol par la pointe des pieds ou plus exactement en le laissant reposer sur la tête des métatarsiens. Or que se passe-t-il pendant ce mouvement de suspension ?

Le malade, au lieu de se laisser soulever simplement dans sa position primitive, recule instinctivement la pointe des pieds jusqu'à ce que la verticale passant par l'axe de suspension vienne rencontrer l'étroite base de sustentation qu'on l'autorise à conserver (fig. 80).

Il est d'ailleurs attiré vers cette nouvelle attitude par le poids de ses membres inférieurs. La traction, en effet, se transmet principalement par l'intermédiaire de la colonne vertébrale et celle-ci s'insère au bassin par les articulations sacro-iliaques, très en arrière des articulations coxo-fémorales qui servent de point d'application au poids des membres inférieurs. Le bassin, tiré en avant par en bas, tiré en arrière par en haut, ne peut donc faire autrement que de basculer (voir fig. 81).

Aussi, en même temps qu'il déplace ses pieds, le malade est obligé de se cambrer fortement en arrière, de creuser les reins,

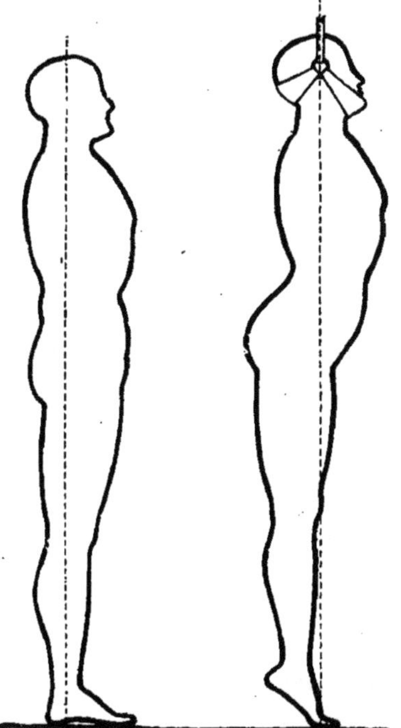

Fig. 80. — Déplacement du corps soulevé sur la pointe des pieds par rapport à l'axe de suspension.

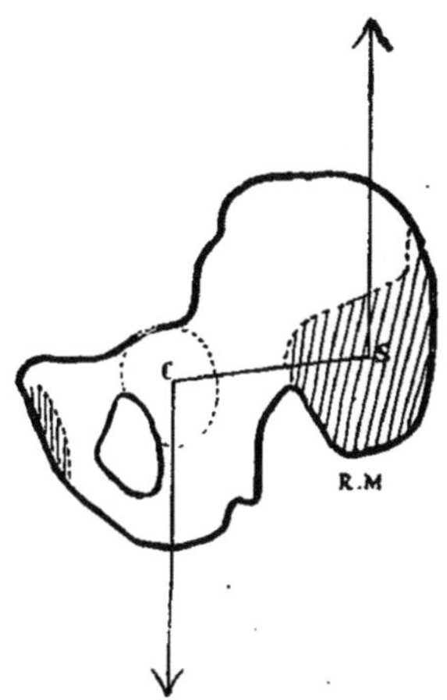

Fig. 81. — Mouvement de bascule du bassin pendant la suspension.

et les épines iliaques s'abaissent forcément par là même.

Cela n'a d'ailleurs que peu d'importance lorsque la suspension verticale est pratiquée simplement comme exercice d'assouplissement; mais il en est tout autrement lorsqu'on l'emploie pour fixer le sujet en bonne position pendant l'exécution d'un appareil plâtré destiné à permettre ensuite la station debout et la marche.

L'obliquité du bassin s'est en effet trouvée, comme nous venons de le voir, notablement modifiée.

La crête et les épines iliaques, qui forment les points d'appui principaux de l'appareil, n'ont donc pas, au moment du moulage, pris pendant une telle suspension la position exacte qu'ils auront lorsque le sujet dépendu aura repris son équilibre normal. De là vient que si souvent les appareils blessent les malades aux hanches et qu'on est obligé, pour leur éviter des pressions douloureuses à ce niveau, d'interposer en faisant l'appareil des tampons d'ouate que l'on retire ensuite. La place ainsi laissée vide par le retrait du tampon permet à la hanche remontée de se loger tant bien que mal. Mais ce n'est qu'un expédient, insuffisant parfois, et qui en tous cas ne donne jamais un moulage parfait du sujet.

Quant à moi, j'ai abandonné cette façon de pratiquer la suspension lorsque j'applique un appareil et je me trouve fort bien de ma manière de faire.

Après avoir obtenu, par des séances de mobilisation plus ou moins répétées, suivant les cas, toute la souplesse désirable ou seulement possible, le jour venu d'appliquer l'appareil plâtré, je soumets d'abord le malade à une courte séance de suspension préparatoire comme je l'ai indiqué plus haut.

Puis, le patient restant pendu, je lâche la corde jusqu'à ce que ses pieds viennent naturellement *à plat* sur le sol mais sans y appuyer presque, et je fixe à ce point la suspension.

Je fais en même temps quitter les sous-bras, qui nuisent, à mon avis, à la bonne application de l'appareil en rehaussant trop les épaules et en faisant dévier les omoplates de leur position naturelle. Je fais seulement écarter légèrement les bras du corps et appuyer les mains sur deux dossiers de chaises ou autres supports convenablement placés.

De cette façon, le sujet appuie un peu par terre, il est vrai, mais en position redressée, et le bassin conserve son inclinaison normale : c'est la suspension conservatoire.

Le malade reste très facilement dans cette position pendant tout le temps nécessaire à la confection d'un appareil, et il ne songe même pas à se hisser sur la pointe des pieds, ce qu'il ne pourrait d'ailleurs faire que difficilement n'étant plus pendu que par la tête.

Pendant la suspension conservatoire, le poids des membres inférieurs ne tire plus, il est vrai, sur le bassin ; mais l'élongation obtenue pendant la période préparatoire est maintenue dans son intégrité.

J'ai souvent fait la vérification de ce fait.

Tracez au crayon dermographique deux points de repère sur la colonne vertébrale, l'un en haut dans la région cervicale, l'autre en bas dans la région sacrée. Mesurez ensuite la distance verticale qui sépare ces deux points dans les trois positions suivantes :

1° En station normale debout, sans suspension ni appui ;

2° En suspension à la façon ordinaire, c'est-à-dire en permettant seulement l'appui sur la pointe des pieds, après trois ou quatre applications du procédé de soulèvement manuel avec balancement décrit plus haut ;

3° En suspension conservatoire.

Or, entre les chiffres relevés dans les deux premières positions, on trouvera parfois 1, 2, 3 et même 4 centimètres de différence. Au contraire, si la suspension conservatoire a été bien faite, les chiffres trouvés dans les deux dernières positions seront les mêmes. J'ajoute cependant : « si la suspension conservatoire a été bien faite », car il ne faut pas confondre ce relâchement de la suspension avec un retour complet à la station normale ; il y a là une différence énorme que l'œil et la main s'habituent vite, en pratique, à discerner.

SUSPENSION OBLIQUE

(appelée à tort suspension latérale par certains auteurs).

Cette manœuvre préconisée par Lorenz se pratique à l'aide d'une barre transversale capitonnée, soutenue par

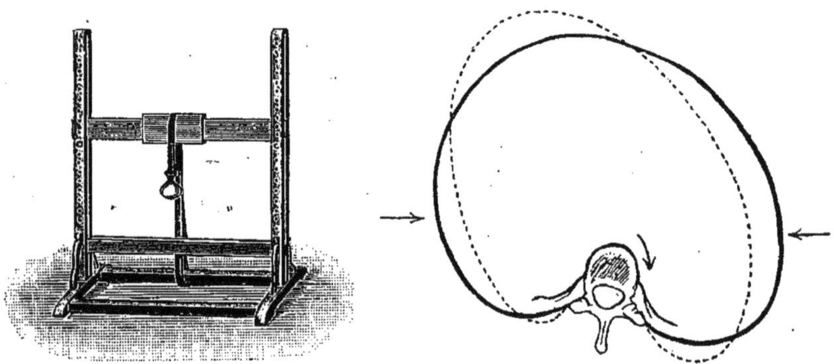

Fig. 82. — Barre de Lorenz[1].

Fig. 83. — Coupe schématique d'un thorax scoliotique montrant l'influence néfaste de la pression latérale.

deux montants verticaux entre lesquels elle peut se fixer à hauteur voulue (fig. 82). Le scoliotique se couche de façon que le sommet de sa gibbosité appuie sur la barre capitonnée; la traction se fait par le poids de la tête et des épaules et souvent par la prise en main d'une courroie *ad hoc;* la contre-extension est assurée par le poids des membres inférieurs. Pendant ce temps le médecin appuie sur le thorax et empêche le malade de tourner. Cette manœuvre, assez efficace à condition d'être bien dirigée, est pénible les pre-

1. Les clichés des figures 82 et 84 ont été mis gracieusement à ma disposition par la maison Bardou. Clerc et Ci⁰.

mières fois. Zander tout en conservant le principe de l'appareil de Lorenz, y a ajouté un plan mobile qui soutient les membres inférieurs et permet de graduer la contre-extension.

Il y a lieu de s'élever comme je l'ai déjà fait souvent[1] contre le qualificatif de « latérale » donné à ce mode de suspension et qui semble indiquer que le coussin doit être placé sur le côté du corps. Or pour peu que l'on examine une coupe transversale d'un thorax scoliotique (fig. 83) on s'aperçoit aussitôt que si l'on exerce sur ce thorax oblique ovalaire une pression latérale, loin de diminuer la gibbosité costale postérieure, on la rend plus aiguë encore.

En réalité c'est obliquement en arrière et au sommet même de la gibbosité, que doit être placé le coussin. Toute pression exercée à ce niveau a en effet tendance à ouvrir l'angle costal et à redresser en même temps la colonne vertébrale.

Suspension inclinée. — Le décubitus dorsal sur un plan incliné avec suspension par la tête fait partie des manœuvres passives, douces, à action lente et progressive. C'est, à condition que l'inclinaison soit faible, un mode de repos correcteur que l'on peut conseiller avantageusement en dehors des séances faites chez le médecin.

SUSPENSION PAR LES MAINS

La suspension par les mains est utilisée par bon nombre d'orthopédistes comme moyen de redressement de la colonne vertébrale. L'échelle dorsale est un instrument classique que tout le monde connaît.

L'appareil de Beely (fig. 84) utilise aussi la suspension par les mains. Il y joint une pression énergique sur les gibbosités

1. *C. R. Société Kinésithérapie*, Paris 1901.

dorsale et lombaire à l'aide de coussins à inclinaison variable. Le mouvement de bascule du cadre mobile auquel est suspendue la malade permet de soulever plus ou moins celle-ci et de graduer ainsi l'assouplissement.

Tous ces exercices avec suspension par les mains sont très pénibles pour les malades qui ne peuvent les supporter au

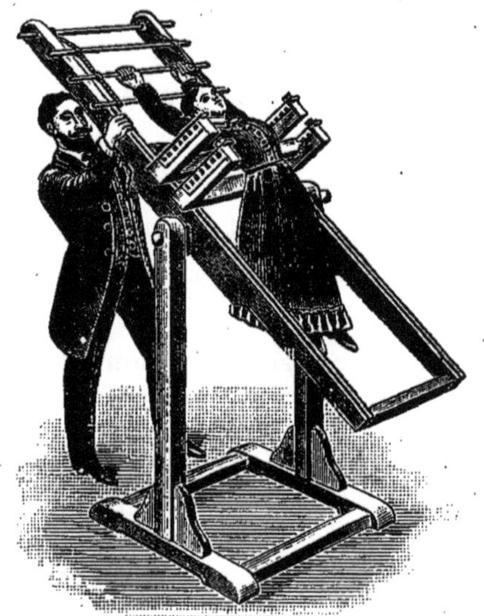

Fig. 84. — Appareil de Beely.

delà de quelques secondes. De plus ils ne mobilisent le rachis que par l'intermédiaire des membres supérieurs dont les articulations (poignet, coude, épaule) n'ont déjà, chez beaucoup de scoliotiques, que trop de tendance à la laxité.

Aussi je préfère de beaucoup le procédé de suspension cervico-axillaire avec balancement à la main que j'ai décrit plus haut. La traction y est mieux répartie et si l'on redoute pour le médecin la fatigue qui est réelle avec les malades pesants, il suffirait de substituer dans le cadre de Beely cette suspen-

sion cervico-axillaire à la suspension par les mains ; on aurait
de cette façon un appareil qui épargnerait la fatigue à la fois
au malade et au médecin.

REDRESSEMENT MANUEL EN DÉCUBITUS LATÉRAL

Cette manœuvre qui ne nécessite comme accessoires qu'un
pliant haut et un coussin cylindrique, s'exécute comme le
représente la figure 85. Tandis que le médecin avec les deux
mains jointes appuie fortement sur la gibbosité dorsale, la
gibbosité lombaire se trouve comprimée sur le coussin.

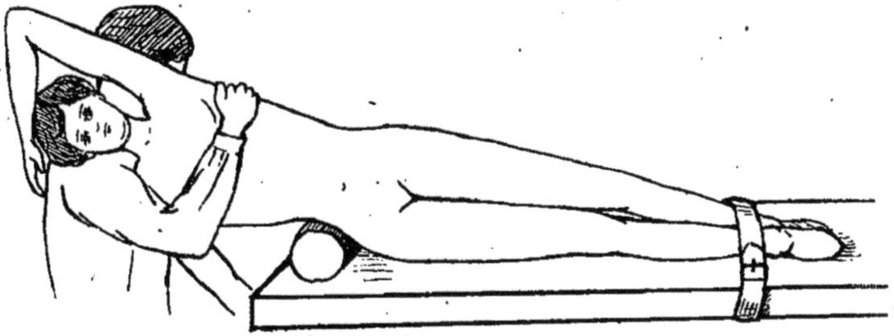

Fig. 85. — Redressement manuel d'une scoliose en décubitus latéral.

On peut utiliser aussi cette manœuvre pour l'assouplissement des courbures lombaires. En ce cas, on supprime le
coussin, on fait glisser la malade (toujours en décubitus latéral), de façon à amener sa crête iliaque au bord du lit ; puis
l'opérateur la charge sur son épaule de façon à embrasser la
région lombaire et à appuyer de ses deux mains jointes sur
la convexité de cette région.

Outre que cet exercice est assez pénible pour le patient et
pour le médecin, il a l'inconvénient grave de donner des pressions trop latérales ; il serait bon s'il n'y avait que de la flexion
latérale du rachis mais il ne tient pas compte de la rotation.

APPAREIL A TRANSFORMATIONS
(modèle de l'auteur).

J'ai fait construire pour mon usage un appareil qui permet, grâce à de nombreuses transformations, toutes les applica-

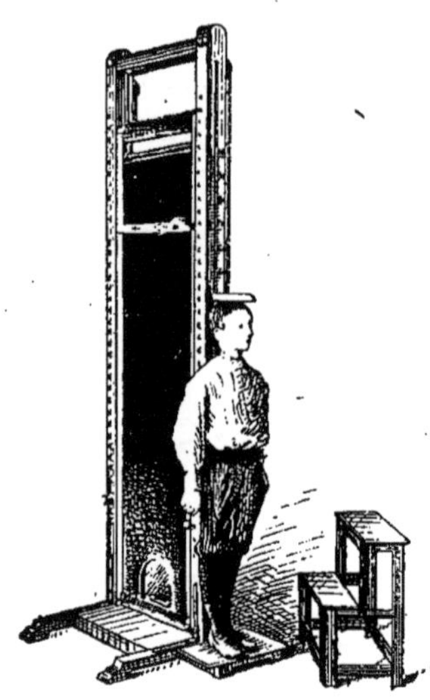

Fig. 86. — Appareil orthopédique à transformations (modèle de l'auteur).
(fermé servant de toise).

tions du massage et de la gymnastique nécessaires au traitement des déviations vertébrales.

L'appareil fermé occupe un emplacement très réduit; il couvre environ 80 centimètres carrés de surface.

Ainsi que le montrent les figures 86 à 91, l'appareil permet d'obtenir les diverses combinaisons suivantes :

1° Une toise orthopédique;

2° Un lit haut pour massage et exercices;

3° Un lit bas pour massage assis.

4° Une planche dorsale;

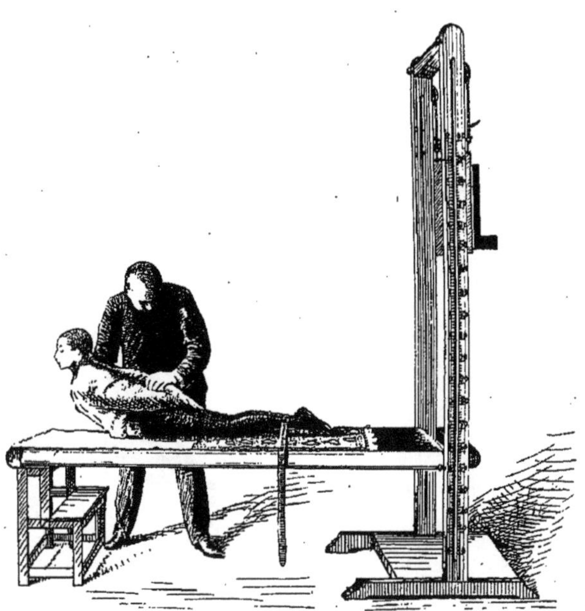

Fig. 87. — Transformation en plan élevé pour massages et exercices.

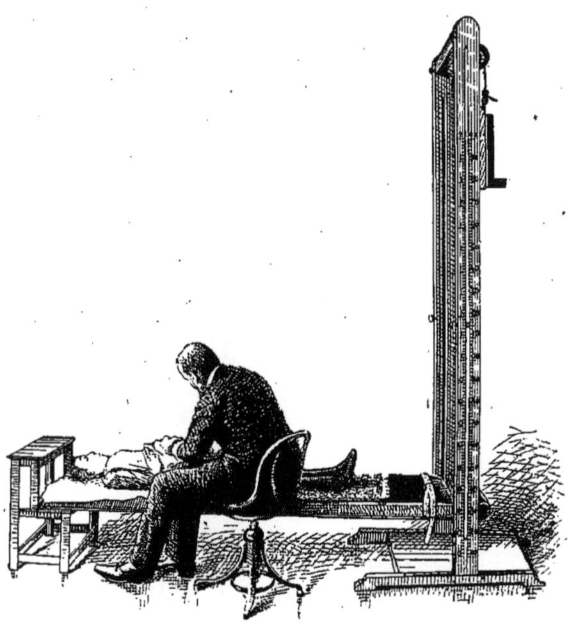

Fig. 88. — Transformation en plan bas pour massage assis.

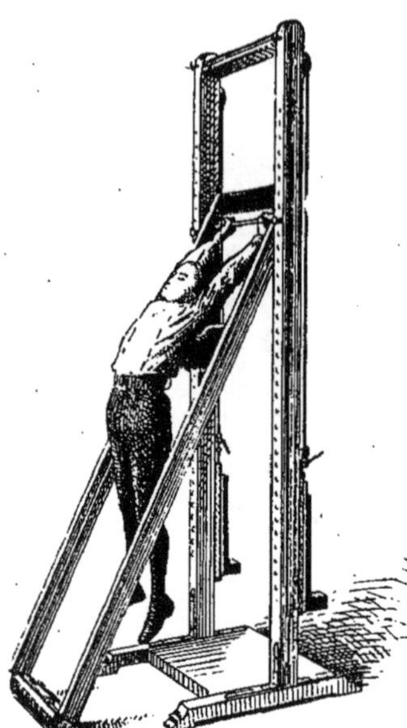

Fig. 89. — L'appareil transformé en planche dorsale.

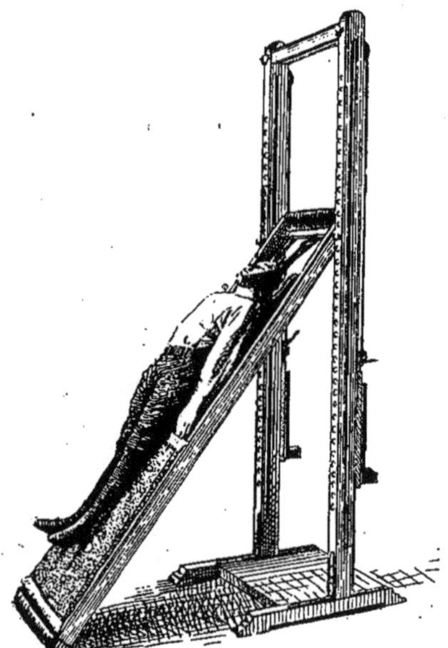

Fig. 90. — Transformation en plan de décubitus à inclinaison variable.

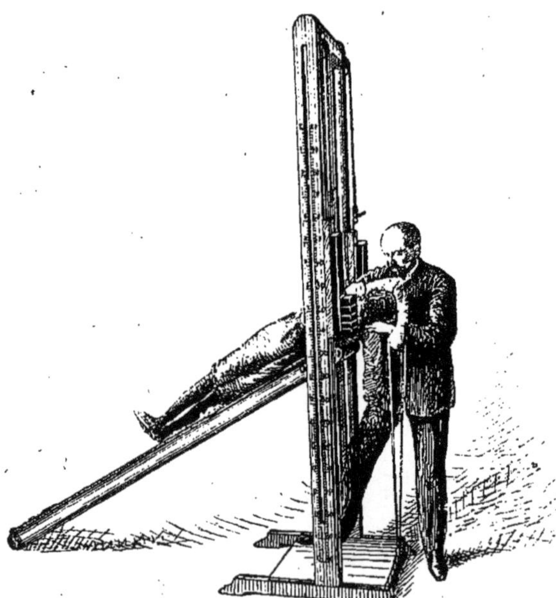

Fig. 91. — L'appareil permet la suspension oblique à hauteur variable.

5° Un plan à inclinaison variable pour décubitus prolongé avec suspension par la tête ;

6° Un plan à inclinaison variable pour suspension oblique ;

7° Une barre fixe pour suspension par les mains ;

8° Une barre transversale rembourrée formant appui à hauteur variable.

On peut y ajouter un crochet pour suspension cervico-axillaire verticale.

CHAPITRE XII

CYPHOSE

La cyphose est une courbure du rachis à convexité postérieure qui se produit dans le plan sagittal. Elle siège de préférence à la région cervico-dorsale. Si elle se localise à la région lombaire, ce qui est moins fréquent, sans être cependant
très rare, elle passe souvent inaperçue à moins d'être très
prononcée. La cyphose est souvent liée à la scoliose dorsale,
mais elle s'accompagne plus fréquemment de lordose qui
constitue alors une courbure compensatrice analogue à celles
que nous avons vu se produire dans la scoliose. Mais ici la
compensation se fait dans le plan antéro-postérieur au lieu
de se faire dans le plan transversal ; en conséquence, le
buste vu de dos reste symétrique.

Au point de vue étiologique, nous retrouvons les mêmes
influences que pour la scoliose.

D'une part, les causes générales, infections variées entraînant une dénutrition plus ou moins profonde de l'organisme ;
d'autre part les causes spéciales, myopie ignorée ou mal
corrigée, attitudes vicieuses professionnelles, séances trop
prolongées de piano ou de travail assis avec un mobilier
défectueux ou un éclairage insuffisant, etc. De toutes ces
causes découle une prophylaxie variable avec chaque
cas.

Pour ce qui est du traitement orthopédique, la marche à suivre sera la même que pour la scoliose.

Une cyphose peut être souple ou plus ou moins rigide. Il faudra, comme pour la scoliose, s'en assurer avant de commencer le traitement car celui-ci ne sera pas le même dans les deux cas.

C'est surtout la cyphose cervico-dorsale qui fait la désolation des parents et les oblige à répéter sans cesse à l'enfant : « Tiens-toi droit » ; « Tiens-toi donc mieux. » Or beaucoup de ces malades sont incapables par eux-mêmes de se redresser, leur courbure est déjà rigide et malgré tous leurs efforts, ils ne peuvent qu'arriver à masquer la flexion de la tête et du dos en la compensant par une ensellure exagérée de la région lombaire.

1° *Cyphose souple*. — Si la cyphose est susceptible de redressement volontaire, on se contentera de la soumettre au traitement actif. Tous les exercices généraux que nous avons décrits plus haut (p. 19 et suivantes) pour la rééducation de l'attitude pourront servir ici.

On pourra employer plus particulièrement la flexion en arrière de la tête et du tronc avec résistance graduée de façon à renforcer l'action des muscles extenseurs de la région cervico-dorsale.

On fera bien aussi, si la cyphose est compensée par de la lordose (dos rond avec ventre en avant), d'exercer les muscles abdominaux qui sont toujours relâchés en pareil cas, de façon à reconstituer la sangle abdominale naturelle.

Dans la cyphose pure, le corset de maintien, même accompagné d'épaulières, ne rend généralement aucun service ; je ne l'emploie qu'en cas de cyphose associée à une autre déviation. Quant aux bretelles orthopédiques dont on trouve dans le commerce de nombreux modèles, elles sont presque toutes ou inutiles ou même nuisibles en favorisant la lordose.

2° *Cyphose rigide.* — En cas de cyphose plus ou moins rigide, la ligne de conduite consistera, comme pour la scoliose, à mener de front l'assouplissement et le redressement actif. L'assouplissement pourra s'obtenir par des moyens identiques à ceux qui servent à mobiliser les scolioses ; la direction des pressions seule changera.

La planche dorsale (fig. 89), qui est l'instrument classique pour ce genre de déviation, peut en effet rendre quelques services ; toutefois elle a l'inconvénient que nous avons indiqué plus haut (p. 123) à propos de la suspension par les mains, aussi je préfère mobiliser mes cyphotiques en suspension cervico-axillaire avec pression manuelle et les laisser ensuite en suspension cervicale conservatoire pour les exercices de bras (voir fig. 77 et 78). J'obtiens ainsi des résultats très supérieurs en qualité et en rapidité à ceux que donne la simple gymnastique active libre.

Il arrive, comme dans la scoliose, qu'on est parfois obligé, par impossibilité absolue d'obtenir un redressement volontaire assez prolongé, d'employer les corsets fixes pendant quelques mois au moins. En pareil cas, il faut presque toujours y adjoindre une minerve ou tout au moins un col rigide sous le menton.

CHAPITRE XIII

LORDOSE

La lordose se rencontre presque toujours dans les régions du rachis à concavité naturelle postérieure. Elle est alors constituée par l'exagération de cette ensellure naturelle. Son siège le plus ordinaire est à la région lombaire, elle peut cependant être parfois cervicale et très exceptionnellement dorsale. Elle est essentielle ou compensatrice.

Nous avons vu que la cyphose se compense volontiers par une lordose lombaire. On devra en pareil cas diriger le traitement à la fois contre les deux déviations sous peine d'améliorer l'une au détriment de l'autre.

Nous n'avons pas, bien entendu, à nous occuper ici des lordoses symptomatiques de la luxation congénitale de la hanche, du mal de Pott, de la coxalgie, etc... Ces diverses affections exigent un traitement particulier qui aura nécessairement son retentissement sur la déviation compensatrice.

On devra dans le traitement de la lordose élucider la question de souplesse ou de rigidité comme pour les autres déviations vertébrales. On s'inquiétera aussi de voir si les masses musculaires sacro-lombaires sont en état d'hypertonie, ce qui est fréquent chez les enfants qui ont déjà fait de la gymnastique suédoise insuffisamment surveillée ou mal comprise.

En pareil cas, il faut laisser reposer ces muscles et faire travailler au contraire d'une façon spéciale les muscles abdominaux.

On commencera comme dans les autres déviations à rééduquer l'attitude debout en apprenant au sujet à bien rentrer à la fois le ventre et les fesses.

On évitera les mouvements de flexion du tronc en arrière, qui trop souvent, lorsqu'ils ne sont pas très bien surveillés, se passent en entier au niveau de la région lombaire du rachis.

Si la région lombaire a besoin d'être assouplie, on emploiera les flexions du tronc en avant, avec ou sans l'aide d'appareils et au besoin les manœuvres passives de mobilisation.

Ici un corset de maintien du modèle de la figure 61, muni de jarretelles, pourra rendre service entre les séances d'exercices.

CHAPITRE XIV

PIED PLAT VALGUS DOULOUREUX

Le rôle de la kinésithérapie dans le traitement du pied plat valgus douloureux devra varier suivant l'époque de la maladie et l'état dans lequel le pied se présente à nous.

Si nous nous reportons aux descriptions classiques de cette affection, nous observons à un premier degré un pied à peine déformé et parfaitement souple. Le malade qui est, le plus souvent, un jeune apprenti obligé par son métier à de longues stations debout, se plaint de douleurs surtout marquées vers la fin de la journée; douleurs qui disparaissent par le repos de la nuit pour reparaître peu à peu le lendemain.

Ces douleurs qui semblent, surtout au début, produites par des tiraillements ligamenteux sous l'influence de la fatigue et de la surcharge, sont très variables comme siège. On les rencontre le plus souvent au niveau des articulations astragalo-scaphoïdienne et calcanéo-astragalienne.

Il est bien évident, toutefois, que la surcharge ne suffit pas, à elle seule, à expliquer la production du pied plat chez les adolescents, sans quoi tous les apprentis travaillant debout dans les mêmes conditions devraient en être atteints. Une prédisposition spéciale tenant à un trouble de nutrition encore mal connu peut seul expliquer cette déformation ; la surcharge n'agissant ainsi que comme cause occasionnelle.

Bientôt, la contracture des muscles pronateurs accentue la déviation du pied en valgus en même temps que la voûte plantaire s'affaisse de plus en plus et que les saillies apparaissent à la partie interne du pied, constituées de haut en bas et d'arrière en avant par la malléole interne, la tête de l'astragale et le scaphoïde.

De ce fait, il survient des douleurs particulièrement vives aux points d'insertion des muscles contracturés, au pied, à la jambe et souvent jusque dans la cuisse; à partir de ce moment, le pied est immobilisé par la contracture dans son attitude pathologique et la nuit ne suffit plus à calmer les douleurs de la journée, le malade devient un véritable impotent.

L'affaissement de la voûte et le déjettement du pied en valgus produisent une véritable entorse des articulations tarsiennes qui peut, si le malade continue à marcher, comme cela s'observe parfois chez les jeunes soldats [1], s'accompagner d'un gonflement uniforme qui envahit toutes les parties molles avec épanchement plus ou moins abondant de synovie. Cette entorse, qui met en rapport des parties qui sont normalement isolées serait sans doute suffisante pour expliquer l'arthrite légère mise par Gosselin et par quelques auteurs à la base de l'affection qui nous occupe.

Arrivé à ce degré de déformation et de contracture, si le pied reste livré à lui-même sans traitement, il finit par s'ankyloser, les os se déforment de plus en plus par suite des pressions anormales qu'ils supportent. On voit, d'après cette

---

1. Lebastard. — De quelques accidents de la marche chez le soldat. *Thèse de doct.* Paris 1878.

rapide description, que nous aurons, au point de vue du traitement, différents cas à envisager.

Au premier degré, alors que le pied à peine déformé est souple et simplement douloureux, le repos pendant quelques jours suffit le plus souvent à calmer les douleurs et à rétablir l'état normal.

A ce moment, quelques massages des ligaments et des muscles seront indiqués pour dissiper la fatigue et fortifier la musculature. Landerer a particulièrement préconisé le massage presque exclusif des muscles de la jambe et prétend avoir obtenu ainsi, sans le plus souvent toucher au pied, de très beaux résultats.

Mais à ce moment où existe plutôt une tendance au pied plat valgus qu'une véritable affection confirmée, le traitement prophylactique sera particulièrement intéressant.

Parmi les attitudes que l'on peut prendre dans la station debout, il en est une que la gymnastique suédoise emploie couramment et dont le Dr Kaisin [1] a discuté l'action déformante possible. « On pourrait se demander, dit-il, si d'écarter fortement la pointe des pieds, comme l'exige la position fondamentale debout, qui est la plus employée, ne peut pas résulter la déformation dite pied valgus, c'est-à-dire la déformation qui conduit au pied plat. Il est vrai que l'emploi de l'extension du pied sur la jambe dans de nombreux exercices lutte sérieusement contre cette déformation. Néanmoins (est-ce une simple coïncidence fortuite?) nous avons remarqué à l'Institut central de Stockholm que plusieurs jeunes filles du cours de seconde année présentaient de façon très nette la tendance au pied valgus, tandis qu'une seule élève du cours de première année laissait voir ce défaut. Il y

1. A. Kaisin. — *Essai critique de gymnastique suédoise.* Paris, Maloine, 1906.

aurait donc lieu, à notre sens, de faire quelques réserves à propos de cet écartement de la pointe des pieds, d'ailleurs très utile à bien des points de vue et de ne pas l'exiger trop considérable, pour ne pas dire le supprimer, quand on a affaire à des sujets qui, naturellement, seraient disposés au défaut signalé, et notamment à des personnes grasses et d'un poids relativement trop élevé. »

La remarque du Dr Kaisin paraît juste et comporte tout au moins l'indication d'éviter l'abduction forcée des pieds chez les enfants qui ont une tendance au pied plat valgus.

Si le pied plat valgus atteint, en général, les deux côtés, le pied gauche présente, néanmoins, d'ordinaire une déformation plus accentuée. Le fait a été depuis longtemps signalé et il semble dépendre de l'attitude hanchée habituelle que prend le sujet de préférence à gauche. En effet, dans la position hanchée, presque tout le poids du corps vient appuyer sur une seule jambe et il n'est pas étonnant, par conséquent, que la surcharge entraîne de ce côté, chez les sujets prédisposés, un affaissement plus considérable de la voûte du pied.

De plus, en position hanchée, le pied se met en abduction forcée, ce qui favorise, comme nous l'avons vu plus haut, la production du valgus.

Il y aura donc un double intérêt à recommander aux adolescents ayant tendance au pied plat valgus d'éviter la position hanchée qui favorise, à la fois, le valgus et l'aplatissement du pied.

A côté de ce traitement par abstention de certaines attitudes, il est, au contraire, certains exercices qui seront à conseiller pour lutter directement contre la formation du pied plat valgus.

L'exercice le plus simple et qui a été préconisé par la plupart des auteurs, après Roth et Hoffa, consiste dans l'équilibre sur la pointe des pieds avec diverses variantes ou complications.

Le sujet debout, les pieds placés parallèlement l'un à l'autre ou même en adduction, se soulève doucement sur la pointe des pieds, puis redescend lentement et répète cet exercice un certain nombre de fois.

On peut y joindre la flexion des genoux de la façon suivante :

Position de départ : Debout, pieds en adduction ;

Premier temps : Élévation lente sur la pointe des pieds ;

Deuxième temps : Flexion des genoux ;

Troisième temps : Redressement des genoux ;

Quatrième temps : Abaisser lentement les talons et revenir à la position de départ.

On voit très nettement pendant cet exercice les talons se porter en dehors et le bord interne du pied se relever.

L'exercice à l'aide de machines à pédales ou d'une simple bicyclette pourra rendre aussi des services, à condition de veiller à ce que l'écartement des pédales soit le plus petit possible. J'ai pu, en effet, noter autrefois sur les anciens modèles de vélocipèdes à pédales très écartées une position des pieds nettement vicieuse.

Les exercices d'équilibre sur un pied, alternativement à droite et à gauche sont aussi très utiles ; ils produisent une contraction simultanée de la plupart des muscles de la jambe nécessaires au maintien de l'équilibre.

Toutefois, on peut leur faire le reproche de surcharger la voûte plantaire qui n'a déjà que trop de tendance à s'affaisser. Aussi pensons-nous qu'il est préférable de n'y recourir qu'après que la voûte du pied aura été soutenue par une semelle spéciale. Celle-ci constitue, d'ailleurs, dans presque tous les cas, le complément indispensable du traitement kinésithérapique dans le pied plat valgus à la période de début.

On aura soin, en outre, de faire exécuter ces équilibres en plaçant les pieds parallèles l'un à l'autre, ou mieux en légère adduction, pour les raisons citées plus haut.

A un degré plus avancé, lorsque la contracture des muscles pronateurs a fixé le pied dans une position nettement en valgus, alors le malade est dans l'impossibilité de redresser lui-même son pied et de le porter en supination.

En pareil cas, le repos complet joint au massage doux des muscles contracturés (péroniens, jambier antérieur, extenseur commun des orteils...) vient vite à bout de la douleur. On peut ensuite, par des manœuvres passives, ramener facilement le pied dans la rectitude et apprendre au malade à exécuter quelques mouvements actifs. Mais avant d'employer ceux que nous avons cités plus haut et qui se font en station debout, il sera bon de commencer par quelques exercices actifs en position couchée ou assise.

Le malade étant couché ou assis la jambe étendue, on lui fera faire des mouvements de circumduction du pied en ayant soin de maintenir toujours la pointe du pied en dedans. Cette rotation du pied en dedans est considérée par le professeur Wide, de Stockholm, comme un des meilleurs mouvements à appliquer au pied plat valgus.

Le malade devra s'exercer, étant assis, à produire des mouvements actifs de supination du pied, d'abord libres, ensuite avec résistance graduée.

Ce n'est que peu à peu qu'il pourra se livrer aux exercices debout, dont nous avons parlé plus haut et s'entraîner à la marche sur le bord externe du pied recommandée par Roth, comme un excellent moyen de traitement.

A une période encore plus avancée, lorsque la rétraction

a succédé à la contracture, que le pied complètement déformé est atteint d'ankylose fibreuse et nettement irréductible par les moyens de douceur ; alors le rôle de la kinésithérapie est de s'effacer pour laisser la place au chirurgien. Car s'il est souvent possible sans opération sanglante, mais par un massage forcé, par des manœuvres passives violentes faites sous chloroforme, de redresser ce pied et de fixer le redressement ainsi obtenu dans un appareil plâtré, je considère, néanmoins, que ces manœuvres ne doivent pas être rangées dans le cadre de la kinésithérapie.

Ce n'est qu'au sortir du plâtre ou après l'opération, si celle-ci a été jugée nécessaire, que, de nouveau, il sera très utile d'avoir recours au massage et à la mobilisation d'abord passive, puis active, pour redonner au pied un peu de souplesse et tâcher de rendre aux muscles atrophiés leur contractilité.

Je voudrais dire un mot, en terminant, de la semelle spéciale que je considère comme l'adjuvant à peu près indispensable de la kinésithérapie pendant les premières périodes de la maladie. La semelle la plus usitée, en France tout au moins, est la semelle de liège taillée en pente douce et qui, placée dans la chaussure, vient soutenir la plante du pied.

Cette semelle présente un gros défaut, c'est que, si elle répond à peu près à l'indication de soutenir la plante du pied, elle n'aide aucunement à corriger le valgus. Or, ce dernier persiste le plus souvent indépendamment de l'aplatissement du pied. Aussi, je préfère de beaucoup les semelles du genre de celle de Whitman, dont il existe maintenant dans le commerce de nombreux modèles. Ces semelles, entièrement ou tout au moins partiellement en ressort d'acier, présentent une convexité qui soutient la voûte et un prolongement qui remonte le long du bord interne du pied empêchant celui-ci de basculer en valgus.

Momburg a récemment préconisé une semelle qui lutte, en plus, contre la pronation du calcanéum facile à constater en effet, sur la plupart des pieds plats. Je croirais volontiers, pour ma part, aux bons effets qu'il prétend en tirer.

Une précaution essentielle est de ne pas mettre d'emblée une semelle inclinée sous un pied plat valgus rigide sans l'avoir assoupli au préalable. Sans cela, outre les douleurs qui ne feraient qu'augmenter, on risquerait fort d'aggraver la déformation en favorisant le glissement du pied en dehors.

La question des talons a également une assez grande importance et tous les auteurs semblent d'accord pour recommander les talons plats et larges. J'en ai vu un modèle qui m'a paru fort intéressant et qui comportait un prolongement sous le bord interne du pied.

En résumé, la kinésithérapie sera utile à presque tous les degrés de l'évolution du pied plat valgus. Elle aura d'abord un rôle prophylactique lorsque la maladie sera seulement à l'état d'ébauche; plus tard, elle pourra, aidée d'une semelle spéciale, avoir à elle seule un rôle curatif. Enfin, dans les phases avancées de la maladie, elle sera encore utile pour compléter les résultats obtenus soit par le redressement forcé sous chloroforme avec immobilisation plâtrée, soit par l'opération sanglante.

CHAPITRE XV

DÉFORMATIONS RACHITIQUES DU JEUNE AGE

Dans le rachitisme de la première enfance, les déformations squelettiques sont très variées, mais celles qui intéressent plus particulièrement le kinésithérapeute orthopédiste sont celles des membres inférieurs et du tronc. Beaucoup de ces déformations pourront s'améliorer notablement ou même disparaître sous l'influence du massage et des manœuvres passives. Toutefois si l'on veut réussir, il conviendra de mener de front le traitement médical diététo-hygiénique du rachitisme et le traitement kinésique.

De plus, on devra obtenir des parents que l'enfant ne marche pas s'il s'agit d'une déformation des membres inférieurs ni même qu'il reste assis s'il s'agit d'une déformation thoracique. Le mieux est de laisser les petits rachitiques étendus, mais cela ne sera pas toujours facile à obtenir, aussi presque toujours la kinésithérapie devra s'aider d'un appareil approprié à chaque cas pour maintenir, d'un jour à l'autre, la correction obtenue par les manœuvres passives.

Enfin il ne faut pas demander aux simples manœuvres manuelles plus qu'elles ne peuvent donner. Pour les déformations diaphysaires des membres inférieurs en particulier, c'est pendant la période d'évolution du rachitisme, c'est-à-dire avant trois ans en général, que l'on doit appliquer le traitement kinésique. A ce moment, l'os plus ou moins souple supporte très bien les manœuvres de redressement progressif ; mais si l'on attend que la déformation soit fixée et que la période d'éburnation osseuse soit atteinte, c'est alors à la chirurgie qu'il faudra avoir recours.

Les déformations les plus fréquentes du membre inférieur que l'on aura à traiter sont les courbures du tibia, le genu valgum simple ou double et le genu varum également simple ou double.

En dehors du massage modelant qui s'adresse directement à la déformation, et dont celle-ci commande suffisamment la modalité, il importe de ne pas négliger le massage général du membre. Il ne faut pas oublier, en effet, que le rachitisme porte non seulement sur l'os mais un peu sur tous les tissus et en particulier sur les ligaments et les muscles qui sont toujours plus ou moins en état d'hypotonie.

Une simple attelle en bois rembourrée aux extrémités et contre laquelle on appliquera à l'aide d'une bande le membre redressé, sera généralement l'appareil le plus simple et le plus pratique pour maintenir le redressement entre les séances.

Les déformations rachitiques du rachis les plus fréquentes sont la cyphose et la scoliose.

On évitera d'asseoir l'enfant et surtout de le porter sur le bras car cette pratique paraît avoir une influence très nette sur le développement de la scoliose.

En dehors des séances de massage général, des bains salés et des frictions excitantes, le mieux sera de laisser ces enfants étendus, maintenus au besoin par une sangle.

En cas de cyphose on pourra les coucher sur un coussin de forme convenable pour produire une attitude correctrice.

Étant donné le bas âge de ces malades, on ne peut songer à les soumettre à des exercices actifs.

Les déformations du thorax dépendant du rachitisme sont très variées, toutefois on en rencontre trois variétés principales : le thorax en carène, le thorax en entonnoir et le thorax en sablier. Toutes ces déformations peuvent être symétriques ou asymétriques.

Le thorax en carène qui est constitué par une saillie plus ou moins marquée de la région sternale est la plus facile à modifier en très peu de temps, même chez un enfant de sept à 8 ans. Aux pressions manuelles destinées à modeler le thorax, on ajoute, si l'enfant est d'âge suffisant, des exercices respiratoires actifs destinés à augmenter le diamètre transverse toujours trop faible par rapport au diamètre opposé. Si l'enfant est trop jeune, on se contente d'exercices respiratoires passifs.

Mais si l'on veut aller plus vite il est préférable d'employer la compression ouatée présternale continue et progressive combinée avec les exercices respiratoires. Cette méthode nécessite toutefois la confection d'un appareil fenêtré en plâtre ou celluloïd ; elle est donc en dehors de la compétence du kinésithérapeute non spécialisé en orthopédie.

Le thorax en entonnoir qui présente à la région antérieure une excavation plus ou moins profonde, est au contraire du précédent très difficile et très long à modifier. Ici il n'y a guère à compter que sur les exercices respiratoires associés aux mouvements des bras et combinés avec le décubitus dorsal qui souvent atténue d'une façon notable la difformité.

Les difficultés seront à peu près aussi grandes dans le cas de thorax en sablier qui est constitué par une dépression généralement symétrique des côtes médianes et au contraire relèvement et déjettement en dehors des dernières côtes. On a conseillé d'apprendre à ces malades la respiration costale supérieure en ayant soin pendant les exercices respiratoires, de leur appuyer avec les mains sur les fausses côtes évasées ou de leur faire porter à ce niveau une sangle entourant le thorax.

On aura toujours soin, avant d'entreprendre le traitement kinésique d'une déformation du thorax, de faire vérifier la perméabilité des voies respiratoires supérieures.

CHAPITRE XVI

TORTICOLIS

Le torticolis congénital est le seul qui rentre dans la catégorie des affections orthopédiques ; c'est donc lui que nous
aurons en vue, laissant de côté le torticolis dit « rhumatis-
mal » et autres variétés.

En présence d'un torticolis le rôle du kinésithérapeute sera
différent suivant l'âge de l'enfant et suivant la gravité du
cas.

Tantôt en effet la kinésithérapie aura le principal rôle,
aidée seulement d'un appareil amovible ; tantôt au contraire
elle ne pourra servir que de complément à l'opération sanglante ou tout au moins aux manœuvres forcées faites sous
chloroforme. La marche à suivre pour traiter un torticolis
peut se résumer schématiquement de la façon suivante :

1° Obtenir le relâchement du tendon rétracté, soit par de
simples manipulations si l'enfant est traité dès les premières
semaines après la naissance, soit par ténotomie complétée
par un redressement manuel si l'enfant est plus âgé.

2° Fixer le résultat en surcorrection pendant quelques
semaines à l'aide d'un appareil.

3° Revenir peu à peu à la position normale et empêcher la
récidive en soumettant le sujet à un traitement kinésique.

Ce traitement consécutif consistera d'une part en massage

et manœuvres passives, d'autre part en exercices actifs.

Pour bien exécuter les manœuvres passives, il est bon d'avoir recours à un aide qui fixera les épaules tandis que le médecin prenant la tête bien en mains lui imprimera doucement, sans secousses, un mouvement tel que la tête soit ramenée non seulement à la rectitude mais en surcorrection. On étirera ainsi peu à peu les muscles contracturés et on redressera la scoliose cervicale qui accompagne toujours plus ou moins le torticolis.

On pourra aussi, à l'exemple de Lorenz, se servir de la suspension de Sayre montée d'une façon asymétrique de manière à tirer plus d'un côté que de l'autre et à produire ainsi une inclinaison de la tête.

Cette mobilisation passive sera continuée ainsi que les massages concurremment avec les exercices actifs dès que ceux-ci seront possibles. Il sera bon comme pour les mouvements passifs de fixer les épaules du sujet et de l'inviter à ramener lui-même sa tête dans la rectitude. On pourra donner avec la main une résistance progressive au mouvement commandé ; souvent de cette façon l'exercice sera mieux fait. Il y aura avantage aussi à faire exécuter les mouvements actifs libres devant une glace comme nous l'avons vu plus haut pour la scoliose.

CHAPITRE XVII

LUXATION CONGÉNITALE DE LA HANCHE

Nous n'avons point à nous occuper de la réduction proprement dite de la luxation, qu'elle soit faite par opération sanglante ou, comme c'est l'ordinaire maintenant, par procédés non sanglants. Dans ce dernier cas il s'agit de manœuvres toujours plus ou moins violentes qui ne peuvent se faire que sous chloroforme et qui, par conséquent, sortent du cadre de la kinésithérapie. Ce n'est qu'au sortir des appareils immobilisateurs qui ont servi à fixer la réduction que le malade nous intéresse. Il a besoin d'un traitement consécutif destiné à parfaire le résultat des interventions précédentes, indispensable en tout cas pour rétablir la fonction du membre.

Depuis que les méthodes de réduction non sanglante ont été mieux étudiées et pour ainsi dire codifiées, les résultats sont devenus souvent parfaits d'emblée au point de vue de l'attitude du membre. En particulier, la nécessité bien démontrée de mettre la cuisse en rotation interne au 2ᵉ temps évite presque toujours maintenant un traitement consécutif long et compliqué.

Mais ce qu'on ne peut éviter complètement, c'est l'atrophie des muscles de la cuisse et de la hanche consécutive à l'immobilisation plus ou moins prolongée, c'est la raideur plus ou moins marquée des articulations prises dans l'appareil. Ces complications post-opératoires sont d'ailleurs d'autant plus à craindre que l'enfant a été soigné plus tard.

Chez les enfants très jeunes de deux à six ans, on peut, comme le font beaucoup de chirurgiens, laisser sans grand risque la fonction se rétablir d'elle-même à condition que le résultat anatomique soit bon. Il y a toujours néanmoins intérêt, au point de vue de la récupération rapide des mouvements et de la correction de la marche, à instituer le traitement kinésique consécutif.

Il est prudent de ne pas mettre le malade sur pied au sortir de son appareil, mais de le laisser quelques jours au lit. On en profitera pour faire quotidiennement un massage de tout le membre en insistant particulièrement sur les muscles atrophiés (fessiers, extenseurs). On mobilisera les articulations à l'aide de mouvements passifs. On commence la correction des attitudes-vicieuses qui pourraient persister mais on le fera très prudemment en s'assurant toujours qu'il n'y a pas de tendance à une récidive.

Au bout de quelques jours, lorsque la souplesse sera revenue, que la tonicité musculaire augmentera et qu'on aura pu s'assurer de la bonne qualité de la réduction on commencera les exercices debout.

On rééduquera alors la station debout en faisant poser les deux mains du malade sur le dossier d'une chaise ou le pied du lit. On fera faire des mouvements des jambes sur place en insistant sur la correction de la tenue du buste. Peu à peu on entreprendra la rééducation de la marche en s'attachant particulièrement à corriger le balancement spécial à toutes les luxations et dont l'habitude peut persister même après la réduction si l'on n'y prend garde.

Traitement de la luxation congénitale par le massage seul. — On a cité des cas de guérison de luxation congénitale par de simples manœuvres manuelles sans chloroforme et sans immobilisation.

Le Dʳ Le Faguays (de Nantes) a publié deux observations avec guérison complète chez des fillettes de treize et dix-huit mois [1].

La cavité cotyloïde existait, paraît-il, nettement dans le premier cas et dans le second on sentait une crête osseuse sur laquelle butait légèrement la tête.

Un aussi beau résultat sera sans doute peu fréquent ; il semblerait en tous cas plus avantageux de joindre en pareil cas au traitement kinésique l'emploi d'un appareil de fixation ou de traction entre les séances.

Certains masseurs suédois ont bien la prétention de réduire par le massage la luxation congénitale même chez des enfants de cinq à six ans. Mais d'après les résultats que j'ai eu l'occasion de voir, leur prétention ne me paraît mériter aucun crédit.

Traitement palliatif. — Comme pis aller chez les enfants trop âgés pour être soumis à la réduction non sanglante, Frœlich (de Nancy) a mis en pratique et conseillé un traitement palliatif. D'après cet auteur, malgré un raccourcissement souvent considérable on peut, par ce procédé, améliorer néanmoins la marche d'une façon très sensible.

Toutefois, ce traitement laisse les enfants dans l'obligation de porter un appareil pendant des années et il ne permet pas de faire sans fatigue des courses un peu longues ; enfin il n'est possible à appliquer que dans les cas où l'adduction est minime.

Le traitement palliatif comprend d'après Frœlich [2] :

1. *Gaz. méd. de Nantes*, mai 1902.
2. *Rev. méd. de l'Est*, 15 juillet 1901.

1° L'usage d'un corset en cuir ou celluloïd moulé sur le bassin, avec fourche autour du trochanter et pelote pressant directement sur cet os.

2° Emploi d'une semelle surélevée du côté de la jambe la plus courte.

3° Pendant la nuit, les enfants portent un écarte-cuisses destiné à abaisser la tête du fémur et à presser cette tête contre la fosse iliaque.

4° Massage quotidien pratiqué sur les muscles pelvi-trochantériens inférieurs.

CHAPITRE XVIII

PIED-BOT CONGÉNITAL

Trois caractères principaux constituent le pied-bot varus équin qui est le plus fréquent de tous les pieds-bots congénitaux : le varus ou renversement de la face plantaire en dedans ; l'enroulement avec concavité exagérée du bord interne du pied ; enfin l'équinisme ou position permanente du pied en extension plus ou moins prononcée sur la jambe.

Beaucoup de pieds-bots congénitaux sont justiciables de la kinésithérapie seule, mais à condition d'être traités à temps, c'est-à-dire quelques semaines au plus après la naissance ; on aura souvent alors de très beaux résultats. Néanmoins, il se rencontre même à la naissance certains pieds-bots particulièrement difficiles à redresser et chez lesquels les manœuvres manuelles devront être aidées d'une ténotomie du tendon d'Achille. Mais même dans ces cas qui paraissent rebelles au premier examen, mieux vaut commencer par le massage modelant et chercher à obtenir tout le redressement possible, car on est parfois étonné en cours de traitement des résultats obtenus.

Pour que la kinésithérapie rende ce qu'elle peut et ce qu'elle doit donner dans la correction du pied-bot varus équin à la naissance, il convient de se rappeler certains préceptes tirés de l'expérience.

Le traitement sera, comme nous l'avons dit, commencé dès les premiers jours après la naissance. Les séances pourront être courtes mais quotidiennes et même bi-quotidiennes au début.

La ligne générale de conduite consiste à chercher la correction en passant par l'hypercorrection ; on visera toujours à redresser trop pour être sûr de conserver finalement une correction juste.

Les manœuvres consisteront principalement en massage modelant du pied sans oublier toutefois que les muscles de la jambe toujours plus ou moins atrophiés gagnent à être massés méthodiquement.

Au lieu de chercher à corriger simultanément le varus, l'enroulement et l'équinisme, ce qui est à la rigueur possible sur un pied de nouveau-né, il est préférable de s'attaquer séparément et successivement à chacune de ces trois composantes ; l'effort plus localisé sera plus efficace et le résultat plus rapide.

Il convient de s'attaquer d'abord à l'enroulement du bord interne, puis au varus, puis à l'équinisme en s'aidant au besoin pour ce dernier de la ténotomie si le résultat se fait trop attendre.

Pour la correction de l'enroulement, on pourra la faire simplement à la main ou en s'aidant d'un coussin spécial (coin de Lorenz), d'un sac de sable (Kœnig) sur lesquels on appuie la partie convexe du pied, tandis qu'avec les deux mains on allonge le bord interne jusqu'à rendre concave le bord externe du pied. On peut appuyer aussi plus simplement sur le bord rembourré d'un siège ou d'un bras de fauteuil.

Entre les séances de massage, il est indispensable de maintenir le résultat obtenu à l'aide d'une bande roulée en 8

en ayant soin de veiller à ce que le sens de l'enroulement
s'oppose à la reproduction du varus. On peut aussi maintenir
le pied avec de petits appareils dans le genre de la plaquette
de Saint-Germain, de petites bottes en gutta ou, à l'exemple
de Finck, à l'aide de tractions élastiques.

La méthode d'OEttingen qui consiste à maintenir le pied
redressé à l'aide d'une bande qui va se fixer au-dessus du
genou préalablement fléchi paraît fort intéressante chez les
jeunes enfants, ainsi que l'a fait remarquer Frœlich (de
Nancy)[1]. Le tissu adhésif en bandes (*leucoplaste*) que préconise ce dernier auteur est également très précieux pour faciliter la contention du pied-bot entre les séances de massage;
il est d'un emploi beaucoup plus simple que la bande ordinaire et n'irrite pas la peau ainsi que j'ai pu m'en convaincre
par quelques essais récents.

Même dans les cas légers de pied-bot congénital, le massage devra être continué très longtemps et autant que possible au moins jusqu'à ce que l'enfant commence à marcher.
On surveillera alors la position du pied pendant la marche,
car pour juger du résultat il ne faut pas se contenter de
regarder le pied au repos; il faut le voir en action avec la
charge du corps. Sans quoi l'on s'expose à considérer trop
vite comme guéri un pied-bot en imminence de récidive.
Aussi si le résultat d'un tel examen fonctionnel laisse quelques doutes sera-t-il prudent de continuer les massages et de
faire porter des chaussures spéciales.

En cas de pieds-bots invétérés ou soignés trop tard, la
kinésithérapie est impuissante à elle seule à donner un
redressement parfait.

Toutefois certains malades sont absolument réfractaires

---

1. Voir : Traitement du pied-bot varus équin congénital par Frœlich
(de Nancy) in *Revue d'Orthopédie*, 1912, n° 2, pages 115-141.

soit aux manœuvres de force sous chloroforme (massage forcé de Delore, de Lorenz, de Vulpius), soit aux opérations sanglantes qu'on pourra leur proposer. En pareil cas, on peut espérer, à l'exemple du Dr Martin (de Lausanne)[1], améliorer tout au moins leur marche en les traitant simplement par les méthodes manuelles de douceur associées aux appareils. J'ai eu personnellement l'année dernière l'occasion de procurer par ce moyen une amélioration très notable à une jeune fille de dix-sept ans qui refusait toute intervention y compris la simple ténotomie.

Quant aux pieds-bots traités soit chirurgicalement, soit par le redressement forcé suivi d'immobilisation plâtrée, il sera indispensable de leur faire suivre un traitement kinésique consécutif si l'on veut d'une part éviter à quelques-uns la récidive encore trop fréquente, d'autre part rendre à tous une capacité fonctionnelle aussi parfaite que possible.

1. *Revue d'Orthopédie*, 1896, n° 4, page 269.

CHAPITRE XIX

PARALYSIE INFANTILE

La kinésithérapie doit dans cette maladie viser à améliorer la nutrition générale et en particulier les troubles trophiques toujours plus ou moins accentués ; le massage général remplira ce but aidé souvent avec avantage des bains salés et autres moyens de révulsion douce.

Mais elle doit aussi chercher à améliorer les troubles moteurs et c'est presque toujours ce qu'on lui demande surtout. La paralysie infantile frappe des territoires tellement variés comme situation et étendue qu'il est impossible de dire quel exercice on devra employer plutôt que tel autre ; on ne peut donner que quelques principes généraux qui serviront de guide dans l'application du traitement.

On commencera par un massage méthodique des muscles en ayant soin de bien distinguer ceux qui sont contracturés de ceux qui au contraire sont en hypotonie. Aux premiers on appliquera un simple effleurage léger ou une vibration fine, tandis qu'aux seconds on réservera les manœuvres excitantes telles que pétrissage, hachures, etc.

Les exercices passifs seront utiles tant pour agir sur la circulation générale que pour entretenir la souplesse des articulations. Quant aux mouvements actifs, ils demandent un soin tout particulier. On emploiera au début tout au moins, des exercices aussi simples que possible, en ayant soin de localiser le mouvement dans le muscle ou le groupe musculaire à exercer. Un bon point d'appui donné avec la main à l'un des segments du membre permettra au malade de concentrer son énergie en évitant des contractions antagonistes qui dispersent ses efforts. On graduera avec soin la difficulté soit en choisissant la position de départ qui donne le moins de résistance, soit en aidant avec la main le mouvement à faire.

On cherchera d'abord à faire naître les contractions de résistance volontaire ou réflexe qui sont possibles à obtenir d'après le Dr Pierre Régnier dans plus de la moitié des muscles frappés de paralysie médullaire ou névritique avec réaction de dégénérescence complète. Voici la façon dont cet auteur conseille de procéder pour obtenir le maximum d'énergie de la cellule motrice[1] :

« Le segment de membre étant porté passivement par l'aide dans la position de départ précédemment déterminée, le sujet en expérience est invité à opposer une résistance pour en empêcher le retour à la position d'équilibre. Généralement il en est incapable. Si l'on exerce alors sur le segment de membre et le plus près possible de son extrémité périphérique une pression énergique portant surtout au niveau des tendons, on aperçoit une résistance musculaire d'intensité proportionnelle à l'excitabilité de la cellule motrice correspondante. Sans décrire le mécanisme psycho-physiologique complexe de ce phénomène, on peut dire que cette pression stimule la cellule motrice *immédiatement* par des sensations réflexes simples et *médiatement* par l'influx nerveux d'origine cérébrale qu'elle provoque ou qu'elle renforce.

1. De la réaction de résistance par le Dr Pierre Régnier, *Semaine méd.*, 5 mars 1902.

« Si, dans ces conditions, le muscle ne se contracte pas, on peut encore tenter de lui faire produire, par synergie, du travail négatif purement réflexe. En voici un exemple :

« Le triceps brachial étant incapable d'opposer une résistance volontaire à la flexion du coude, malgré une pression énergique exercée au niveau du poignet, se contractera parfois encore lorsque le bras tendu étant soutenu horizontalement par un aide qui continue à serrer fortement le poignet, le sujet en expérience est invité à résister à l'abaissement par contraction du deltoïde. Si pendant cet effort on tente de fléchir le coude, on pourra fréquemment percevoir une résistance due à une contraction réflexe destinée à maintenir la rigidité du levier. »

J'ai essayé personnellement le procédé du Dr Régnier et il m'a paru donner des résultats intéressants ; toutefois de nouvelles expériences seraient à faire au point de vue de la valeur exacte de la méthode en cas de réaction de dégénérescence. La confirmation évidente de ce qu'avance cet auteur aurait une importance capitale pour la kinésithérapie en général.

C'est aussi dans le but de diminuer la résistance provenant du poids même des membres à mouvoir qu'on a conseillé d'avoir recours à l'exercice actif dans un bain d'eau simple ou même d'eau salée.

Il sera très important, pour lutter contre la contracture, de maintenir entre les séances une bonne attitude du membre paralysé au moyen d'un appareil amovible ou même d'un lit plâtré au cas de paralysie généralisée. On pourra aussi se servir avec avantage en certains cas des muscles artificiels en caoutchouc dont l'emploi a été récemment bien étudié par Meisenbach[1].

---

1. Meisenbach, *Med. Record*, 1914, n° 10.

Inutile enfin d'ajouter que si la rétraction de certains muscles est déjà constituée, la chirurgie devra intervenir et souvent prendre la place prépondérante.

MALADIE DE LITTLE

Ce qui domine dans la maladie de Little, c'est la contracture plus ou moins généralisée accompagnée ou non de paralysie, de troubles trophiques et toujours plus ou moins d'insuffisance cérébrale. Ce sont les membres inférieurs qui sont en général les plus atteints et leur attitude croisée en forme de ciseaux est caractéristique.

La chirurgie interviendra nécessairement contre les rétractions tendineuses et les appareils orthopédiques seront à peu près indispensables pendant plus ou moins longtemps.

On devra par ailleurs traiter par le massage les troubles trophiques et l'atrophie musculaire en même temps qu'on entretiendra la mobilité articulaire et qu'on luttera contre la contracture par les exercices passifs.

Les troubles cérébraux ont une importance considérable car d'eux dépend en grande partie le résultat final du traitement.

On devra en effet tenter une véritable rééducation motrice avec participation psychique du sujet, ce qui ne pourra réussir qu'avec beaucoup de temps et de patience.

(Voir le fascicule *Rééducation* par le Dr Hirschberg.)

CHAPITRE XX

COXALGIE (A LA PÉRIODE DE CONVALESCENCE)

L'immobilisation aussi absolue que possible paraît être jusqu'à ce jour le moyen le plus rapide et le plus sûr d'obtenir la guérison d'une coxo-tuberculose. Si quelques tentatives hardies ont été faites dans le sens d'un traitement moins immobilisateur de l'articulation malade[1], il est prudent d'attendre que des guérisons soient confirmées depuis plus longtemps après diagnostic ne laissant place à aucun doute. Aussi n'est-ce point dans la période aiguë de la coxalgie que nous avons la prétention de faire intervenir la kinésithérapie, mais dans ce qu'on peut appeler la période de convalescence.

Qu'entend-on généralement par guérison de la coxalgie?

Une coxalgie passe pour guérie lorsque toute douleur aussi bien spontanée que provoquée par des pressions méthodiques a complètement disparu ; lorsque l'engorgement ganglionnaire s'est dissipé ; lorsqu'il n'y a plus trace d'empâtement et

---

1. On peut consulter à ce sujet : Une communication du Dr Saquet (de Nantes) à la Société de Kinésithérapie de Paris (séance du 16 février 1906) intitulée : « Du traitement des tumeurs blanches par le massage léger et la mobilisation prudente ». ainsi que la discussion qui suivit (*Revue de Cinésie*, 1906, n°s 2 et 3). — « La question du traitement de la Coxalgie » par le Dr Guermonprez de Lille (Soc. sciences méd. Lille, 1909). — Un rapport du Dr Lucas Championnière sur la suppression de l'immobilisation dans le traitement des lésions articulaires, etc... (Congrès de Chirurgie, octobre 1899).

que les fistules, s'il s'en était produit, sont depuis longtemps taries.

Lorsque depuis plusieurs mois on a pu observer l'absence complète et concordante de ces différents signes, alors on peut considérer la maladie comme localement éteinte. Mais nous sommes loin encore de la guérison fonctionnelle.

Malgré toutes les précautions prises et les appareils les mieux faits, il n'est pas rare d'observer des ankyloses vicieuses qui mettent un obstacle plus ou moins sérieux au rétablissement de la fonction.

Même dans les cas plus favorables où l'ankylose s'est faite en bonne position, on constate presque toujours une atrophie marquée de tout le membre. Les reliefs musculaires se sont effacés, les tendons apparaissent comme des cordes sous une peau refroidie et souvent violacée.

Les os eux-mêmes ont été troublés dans leur nutrition ; ils deviennent plus grêles et plus fragiles. La radiographie en montre souvent d'ailleurs la décalcification.

Cette atrophie générale du membre débute d'une façon excessivement précoce puisqu'elle constitue souvent un des premiers symptômes de la maladie avant même que l'articulation soit devenue nettement douloureuse. Elle s'aggrave parfois rapidement, mais les muscles ne perdent cependant jamais leur contractilité : il s'agit toujours d'atrophie simple sans dégénérescence, ce qui est important au point de vue de la récupération des mouvements.

L'immobilisation contribue sans doute à augmenter un peu cette atrophie, mais elle n'en est pas la cause principale, puisque celle-ci se rencontre dès le début avant toute immobilisation, et aussi bien dans les coxalgies qui ont évolué sans avoir été soignées par l'immobilisation stricte.

Tel est l'état du membre après guérison de la lésion locale.

Suffira-t-il dès lors de dire au malade qu'il peut marcher laissant à la fonction le soin de se rétablir d'elle-même?

Sans doute donnera-t-on au malade des béquilles; mais alors que celles-ci devraient constituer seulement une aide, il préférera n'appuyer que sur elles, laissant sa jambe inerte. Comment, d'ailleurs, pourrait-il en être autrement?

Le fait de s'appuyer sur la jambe sans même faire un mouvement suppose une certaine tonicité des muscles. La colonne osseuse que représente le membre inférieur est constituée par des segments superposés qui ne peuvent donner un point d'appui suffisant au corps que si les muscles et les ligaments chargés de le tenir rigides sont suffisamment tendus. Or, nous tournons ici dans un cercle vicieux; pour être tendus, il faut qu'ils recouvrent par l'exercice leur tonicité. Mais si l'on compte pour les exercer sur la marche permise au malade, il faudrait d'abord que celui-ci pût reposer un peu sur sa jambe. Ce qui fait que le rétablissement des fonctions de locomotion est si lent quand on se contente de l'exercice naturel auquel le malade peut se livrer seul, laissé à ses propres forces.

Aussi est-il beaucoup plus logique, avant de laisser marcher le malade, de lui donner les moyens de le faire pratiquement. C'est là que la kinésithérapie peut rendre de précieux services.

Voici quelles seront les grandes lignes du traitement.

Les muscles qui sont les agents actifs du mouvement seront massés; leur nutrition sera ainsi améliorée et peu à peu leurs fibres s'épaississant ils reprendront une vigueur suffisante. Il n'est jusqu'au système osseux qui, sous l'influence d'une circulation plus active, ne reprenne sa croissance momentanément suspendue.

En même temps le membre se réchauffera, la peau perdra sa couleur violacée. L'adipose provoquée chez certains malades par le repos prolongé et qui parfois vient compliquer la convalescence, s'atténuera elle aussi.

Les ligaments seront massés ; car, outre l'atrophie qui les atteint comme les autres organes, ils auront été souvent distendus par une traction prolongée.

Les articulations seront mobilisées et exercées chacune séparément ; celle de la hanche plus ou moins ankylosée sera maniée prudemment de manière à éviter tout réveil de la douleur. Ensuite, lorsque les divers organes indispensables à la locomotion auront recouvré leurs qualités essentielles et repris une force suffisante, le malade pourra avec fruit commencer les exercices debout.

Les premiers exercices consisteront en équilibres sur place de façon à amener progressivement le poids du corps à porter tout entier pendant quelques instants sur la jambe malade ; ces mouvements se feront d'abord avec appui, puis peu à peu sans aide.

On pourra, pour ces exercices d'équilibre et de marche, s'aider avec avantage de deux bâtons ayant environ la même hauteur que le malade et sur lequel il s'appuiera en les tenant devant lui, les mains placées à la hauteur des épaules. Ce procédé est préférable aux béquilles qui soutiennent trop le sujet. On peut aussi aider les premiers pas en se plaçant face au malade et en le tenant par les mains. On se rend bien compte ainsi de la quantité d'aide dont il a besoin et l'on peut facilement diminuer l'appui qu'on lui donne à mesure des progrès.

Pour ce qui est des ankyloses vicieuses qui constituent en somme le plus important obstacle à la guérison fonctionnelle, le point essentiel est de savoir si l'ankylose est osseuse ou simplement fibreuse.

Il est bien évident, en effet, que si l'ankylose est osseuse,

la kinésithérapie doit céder le pas à la chirurgie qui seule en
pareil cas peut, le plus généralement par une ostéotomie,
arriver au redressement. Mais si l'ankylose est fibreuse et
qu'on puisse constater à l'examen de la jointure fait au besoin
sous chloroforme, une quantité même très minime de mouvement, alors la mobilisation progressive et prudente pourra
donner des résultats souvent plus satisfaisants que l'ostéotomie après laquelle les récidives ne sont pas rares en pareil
cas. Toutefois, il faut pour réussir ne pas se contenter de
mobiliser, mais en même temps s'occuper des muscles.
Calmer et détendre par un massage doux (effleurage, vibration) les groupes musculaires contracturés ; tonifier au contraire les antagonistes par un massage excitant (pétrissage,
hachures).

TABLE DES MATIÈRES

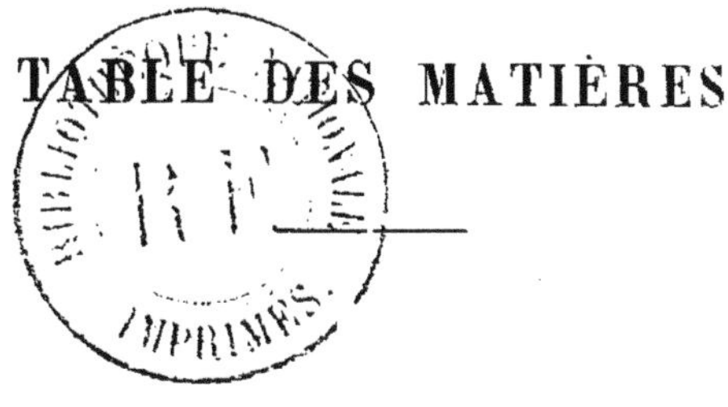

ÉVREUX, IMPRIMERIE CH. HÉRISSEY, PAUL HÉRISSEY, SUCC^r

LIBRAIRIE FÉLIX ALCAN

FÉLIX ALCAN ET R. LISBONNE ÉDITEURS

MÉDECINE — SCIENCES

CATALOGUE

DES

Livres de Fonds

TABLE DES MATIÈRES

On peut se procurer tous les ouvrages qui se trouvent dans ce Catalogue par l'intermédiaire des libraires de France et de l'Étranger.

On peut également les recevoir franco par la poste, sans augmentation des prix désignés, en joignant à la demande des TIMBRES-POSTE FRANÇAIS ou un MANDAT sur Paris.

108, BOULEVARD SAINT-GERMAIN, 108

PARIS

OCTOBRE 1911

clinique médicale infantile. Avec gravures.. 4 fr.
Manuel de pathologie. *A l'usage des sages-femmes et des mères,* par le Dr H. Dufour, médecin de l'Hôpital de la Maternité. 1 vol. in-16, avec 53 grav. dans le texte et 14 pl. en coul. hors texte.. 6 fr.
La médecine préventive du premier âge, par le Dr P. Londe, ancien interne des hôpitaux de Paris.. 4 fr.
Manuel de psychiatrie, par le Dr J. Rogues de [Fursac, médecin en chef des asiles de la Seine. 4e édition. Revue et augmentée.. 4 fr.
La démence précoce. *Étude psychologique, médicale et médico-légale,* par le Dr Constanza Pascal, médecin des asiles publics d'aliénés.. 4 fr.
Hygiène de l'alimentation dans l'état de santé et de maladie, par le Dr J. Laumonier, avec gravures. 4e édition. Entièrement refondue.. 4 fr.

PRÉCÉDEMMENT PARUS :

Essai sur la puberté chez la femme, par Mlle le Dr Marthe Francillon, ancien interne des hôpitaux de Paris.. 4 fr.
La mélancolie, par le Dr R. Masselon, médecin adjoint de l'asile de Clermont....... 4 fr.
Les embolies bronchiques tuberculeuses, par le Dr Sabourin, médecin du sanatorium de Durtol, avec gravures.. 4 fr.
La responsabilité. *Étude de socio-biologie et de médecine légale,* par le Dr G. Morache, prof. de médecine légale à l'Univ. de Bordeaux, associé de l'Académie de médecine. 4 fr.
Naissance et mort. *Étude de socio-biol. et de médecine lég.;* par *le même*........ 4 fr.
Grossesse et accouchement. *Étude de socio-biol. et de médecine lég.,* par *le même*.. 4 fr.
Les nouveaux traitements, par le Dr J. Laumonier. 2e édit........ 4 fr.
Manuel d'électrothérapie et d'électrodiagnostic, par le Dr E. Albert-Weil, avec 88 gravures. 2e édition. (*Couronné par l'Académie de médecine*)........ 4 fr.
L'hystérie et son traitement, par le Dr Paul Sollier.. 4 fr.
L'instinct sexuel. *Évolution, dissolution,* par le D^r Ch. Féré, médecin de Bicêtre. 2e éd. 4 fr.
L'intubation du larynx chez l'enfant et l'adulte, par le Dr A. Bonin, avec 42 grav. 4 fr.
Pratique de la chirurgie courante, par le Dr M. Cornet. Préface du prof. Ollier, avec 111 gravures.. 4 fr.
Les maladies de l'urèthre et de la vessie chez la femme, par le Dr Kolischer, prof. de gynécologie à Chicago Clinical School. Traduit de l'all. par le Dr *Beuttner,* avec grav. 4 fr.
L'éducation rationnelle de la volonté. *Son emploi thérapeutique,* par le Dr P.-E. Lévy, préface de M. le *Professeur Bernheim,* 7e édition........ 4 fr.
La mort réelle et la mort apparente. Nouveaux procédés de diagnostic et traitement de la mort apparente, par le Dr S. Icard, avec gravures. (*Ouvrage récompensé par l'Institut*). 4 fr.
La fatigue et l'entraînement physique, par le D^r Ph. Tissié, préface de M. le *Professeur Bouchard,* avec gravures. 3e édition.. 4 fr.
Morphinisme et morphinomanie, par le Dr P. Rodet. (*Ouvrage couronné par l'Académie de médecine*).. 4 fr.
L'hygiène sexuelle et ses conséquences morales, par le Dr S. Ribbing, professeur à l'Université de Lund (Suède). 4e édition.. 4 fr.
Hygiène de l'exercice chez les enfants et les jeunes gens, par le Dr F. Lagrange, lauréat de l'Institut. 9e édition.. 4 fr.
L'exercice chez les adultes, par *le même.* 7e édition.. 4 fr.
Hygiène des gens nerveux, par le Dr Levillain. 5e édition.. 4 fr.
L'idiotie. *Psychologie et éducation de l'idiot,* par le Dr J. Voisin, médecin de la Salpêtrière, avec gravures.. 4 fr.
La famille névropathique. *Hérédité, prédisposition morbide, dégénérescence,* par le D^r Ch. Féré, médecin de Bicêtre, avec gravures. 2e édition.. 4 fr.
L'éducation physique de la jeunesse, par A. Mosso, professeur à l'Université de Turin. 4 fr.
Manuel de percussion et d'auscultation, par le Dr P. Simon, professeur à la Faculté de médecine de Nancy, avec gravures.. 4 fr.
Le traitement des aliénés dans les familles, par le D^r Ch. Féré, médecin de Bicêtre, 3e édition.. 4 fr.

Dans la même Collection :

MÉDECINE OPÉRATOIRE
par M. le Professeur FÉLIX TERRIER
Membre de l'Académie de médecine,
Professeur de clinique chirurgicale à la Faculté de médecine de Paris.

Petit manuel d'anesthésie chirurgicale, par les Drs Félix Terrier et M. Péraire, avec 37 gravures.. 3 fr.
Petit manuel d'antisepsie et d'asepsie chirurgicales, par *les mêmes,* avec 70 gravures. 3 fr.
L'opération du trépan, par *les mêmes,* avec 222 gravures.. 4 fr.
Chirurgie de la face, par les Drs Félix Terrier, Guillemain, chirurgien des hôpitaux de Paris, et Malherbe, avec 214 gravures.. 4 fr.
Chirurgie du cou, par *les mêmes,* avec 101 gravures.. 4 fr.
Chirurgie de la plèvre et du poumon, par les Drs Félix Terrier et E. Reymond, avec 67 gravures.. 4 fr.
Chirurgie du cœur et du péricarde, par *les mêmes,* avec 79 gravures........ 3 fr.

NOUVELLE
COLLECTION SCIENTIFIQUE

Directeur : **ÉMILE BOREL**
Sous-directeur de l'École normale supérieure,
Professeur à la Sorbonne.

VOLUMES IN-16 A **3** FR, **50**

Volumes publiés en 1910 et en 1911

TANNERY (Jules), de l'Institut, sous-directeur de l'Ecole Normale Supérieure; **Science et Philosophie.** 1 vol. in-16.. 3 fr. 50

RABAUD (E.), maître de conférences à la Sorbonne. **Le transformisme et l'expérience.** 1 vol. in-16.. 3 fr. 50

OSTWALD, professeur à l'Université de Leipzig. **L'Évolution de l'électro-chimie,** traduit de l'allemand par E. PHILIPPI. 1 vol. in-16.. 3 fr. 50

De la méthode dans les sciences : (2e série).
Avant-propos, par EMILE BOREL. — *Astronomie, jusqu'au milieu du XVIIIe siècle,* par B. BAILLAUD, de l'Institut, directeur de l'Observatoire de Paris. — *Chimie physique,* par JEAN PERRIN, professeur à la Sorbonne. — *Géologie,* par LÉON BERTRAND, professeur-adjoint à la Sorbonne. — *Paléobotanique,* par R. ZEILLER, de l'Institut, professeur à l'Ecole des Mines. — *Botanique,* par LOUIS BLARINGHEM, chargé de cours à la Sorbonne. — *Archéologie,* par SALOMON REINACH, de l'Institut. — *Histoire littéraire,* par GUSTAVE LANSON, professeur à la Sorbonne. — *Statistique,* par LUCIEN MARCH, directeur de la statistique générale de la France. — *Linguistique.* par A. MEILLET, professeur au Collège de France. 1 vol. in-16.. 3 fr. 50

BUAT (E.), chef d'escadron au 25e régiment d'artillerie de campagne. **L'artillerie de campagne.** *Son histoire, son évolution, son état actuel.* 1 vol. in-16 avec 75 grav. 3 fr. 50

MEUNIER (Stanislas), professeur de géologie au Muséum d'histoire naturelle. * **L'évolution des Théories géologiques.** 1 vol. in-16, avec gravures.. 3 fr. 50

NIEDERLE (Lubor), professeur à l'Université de Prague. * **La Race slave,** *Statistique démographie, anthropologie.* Traduit du tchèque et précédé d'une préface, par L. LEGER, de l'Institut. 1 vol. in-16.. 3 fr. 50

PAINLEVÉ (Paul), de l'Institut, et BOREL (Emile). * **L'Aviation.** 4e édition; revue et augmentée. 1 vol. in-16, avec gravures.. 3 fr. 50

DUCLAUX (Jacques), préparateur à l'Institut Pasteur. * **La Chimie de la Matière vivante.** 2e édition. 1 vol. in-16.. 3 fr. 50

MAURAIN (Ch.), professeur à la Faculté des sciences de Caen. * **Les États physiques de la Matière.** 2e éd. 1 vol. in-16, avec gravures.. 3 fr. 50

Précédemment parus.

LE DANTEC (F.), chargé du cours de biologie générale à la Sorbonne. **Éléments de Philosophie biologique.** 1 vol. in-16. 3e édition.. 3 fr. 50

BONNIER (Dr P.), laryngologiste de la clinique médicale de l'Hôtel-Dieu. **La Voix.** *Sa culture physiologique. Théorie nouvelle de la phonation.* 3e édition. 1 vol. in-16, avec gravures.. 3 fr. 50

* **De la Méthode dans les Sciences : (1re série).**
1. *Avant-propos,* par M. P.-F. THOMAS, docteur ès lettres, professeur de philosophie au lycée Hoche. — 2. *De la Science,* par M. ÉMILE PICARD, de l'Institut. — 3. *Mathématiques pures,* par M. J. TANNERY, de l'Institut. — 4. *Mathématiques appliquées,* par M. PAINLEVÉ, de l'Institut. — 5. *Physique générale,* par M. BOUASSE, professeur à la Faculté des Sciences de Toulouse. — 6. *Chimie,* par M. JOB, professeur au Conservatoire des Arts et Métiers. — 7. *Morphologie générale,* par M. A. GIARD, de l'Institut. — 8. *Physiologie,* par M. LE DANTEC, chargé de cours à la Sorbonne. — 9. *Sciences médicales,* par M. PIERRE DELBET, professeur à la Faculté de médecine de Paris. — 10. *Psychologie,* par M. TH. RIBOT, de l'Institut. — 11. *Sciences médicales,* par M. DURKHEIM, professeur à la Sorbonne. — 12. *Morale,* par M. LÉVY-BRUHL, professeur à la Sorbonne. — 13. *Histoire,* par M. G. MONOD, de l'Institut. 2e édition, 1 vol. in-16.. 3 fr. 50

THOMAS (P.-F.), professeur au lycée Hoche. * **L'Éducation dans la Famille.** *Les péchés des parents.* 3e édition. 1 vol. in-16 (*Couronné par l'Institut*).. 3 fr. 50

LE DANTEC (F.). **La Crise du Transformisme.** 2e édition. 1 vol. in-16.. 3 fr. 50

OSTWALD (W.), professeur à l'Université de Leipzig. **L'Énergie,** traduit de l'allemand par E. PHILIPPI, 3e édition. 1 vol. in-16.. 3 fr. 50

RÉCENTES PUBLICATIONS
MÉDICALES ET SCIENTIFIQUES

Pathologie et Thérapeutique médicales.

ALBERT-WEIL (E.), chargé du service d'électrothérapie de la Clinique chirurgicale infantile de l'hôpital Tenon. **Manuel d'électrothérapie et d'électrodiagnostic.** 1906, In-16, avec 88 fig. 2e édition. Cart. à l'angl. (*Récompensé par l'Académie de médecine*)........ .. 4 fr.

BATIER (Dr G.). **Tuberculose humaine et tuberculoses animales.** De leur unicité. 1907. 1 vol. gr. in-8... 6 fr.

BERGER (E.) et LOEWY (R.). **Les troubles oculaires d'origine génitale chez la femme.** 1905. 1 vol. in-16... 3 fr.

BONAIN (A.), chirurgien de l'hôpital civil de Brest. **Traité de l'intubation du larynx chez l'enfant et chez l'adulte.** 1902. 1 vol. in-16, avec 50 fig. Cartonné à l'anglaise...... 4 fr.

BOUCHUT et DESPRÉS, professeurs agrégés à la Faculté de médecine de Paris, médecin et chirurgien des hôpitaux. **Dictionnaire de médecine et de thérapeutique médicale et chirurgicale**, comprenant le résumé de la médecine et de la chirurgie, les indications thérapeutiques de chaque maladie, la médecine opératoire, les accouchements, l'oculistique, l'odontotechnie, les maladies d'oreille, l'électrisation, la matière médicale, les eaux minérales, et un formulaire spécial pour chaque maladie. 7e édit., très augmentée, revue par MM. les Drs Fernand Bouchut et G. Marion, professeur agrégé à la Faculté de médecine de Paris, chirurgien des hôpitaux. 1907. 1 vol. in-4, avec 1 097 figures dans le texte : broché, 25 fr. — Relié................................... 30 fr.

CORNIL (V.) et BABES, professeur à la Faculté de médecine de Bucarest. **Les bactéries**, leur rôle dans l'histologie pathologique des maladies infectieuses. 2 vol. gr. in-8; contenant la description des méthodes de bactériologie. 3e édit., 1890, avec 385 fig. en noir et en couleurs dans le texte et 12 planches hors texte................... 40 fr.

CORNIL (V.), RANVIER (L.), BRAULT et LETULLE. **Manuel d'histologie pathologique.** Tome I, 1901. 1 vol. grand in-8, avec gravures en noir et en couleurs. 3e édit., 25 fr. — Tome II, 1902. 1 vol. grand in-8, avec gravures en noir et en couleurs, 25 fr. — Tome III, 1907. 1 fort vol., grand in-8, avec grav. en noir et en couleurs, 30 fr. (Voir détails page 2.)

DESCHAMPS (Dr A.). **Les maladies de l'énergie.** *Les asthénies générales. Épuisements, insuffisances, inhibitions* (clinique-thérapeutique), préface de M. le Prof. F. Raymond. 2e édit., revue, 1909. 1 vol. in-8 (*couronné par l'Académie de médecine*)............. 8 fr.

DUFOUR (Dr H.). Médecin de l'hôpital de la Maternité. **Manuel de pathologie.** *A l'usage des sages-femmes et des mères.* 1 vol. in-16, avec 53 grav. dans le texte et 14 pl. en coul. hors texte. 1911.. 6 fr.

FÉRÉ (Ch.), médecin de Bicêtre. **L'instinct sexuel.** *Évolution. Dissolution.* 2e édit. 1902. 1 vol. in-12, cart.. 4 fr.

FINGER (Ernest), professeur à l'Université de Vienne. **La syphilis et les maladies vénériennes**, traduit de l'allemand, avec notes, par les docteurs Doyon, P. et L. Spillmann. 3e éd., 1909. 1 vol. in-8, avec 8 pl.................................... 12 fr.

GALEZOWSKI (J.). **Le fond de l'œil dans les maladies du système nerveux.** 1 vol. in-8, avec 3 pl. en couleurs. 1904.. 5 fr.

GUÉPIN (A.). **Le traitement de l'hypertrophie sénile de la prostate.** 1 vol. in-12, 1904.. 2 fr. 50

HÉRARD, CORNIL et HANOT. **La phtisie pulmonaire**, étude anatomo-pathologique et clinique. 2e édit. 1 vol. in-8, avec 65 fig. en noir et en couleurs et 2 planches..... 20 fr.

KOLISCHER, professeur de gynécologie à Chicago Clinical School. **Les maladies de l'urèthre et de la vessie chez la femme**, traduit de l'allemand par le Dr Beuttner. 1900. In-12, avec grav., cart.. 4 fr.

LABADIE-LAGRAVE, médecin de la Charité, et LEGUEU, professeur agrégé à la Faculté de médecine de Paris, chirurgien des hôpitaux. **Traité médico-chirurgical de gynécologie.** 1 vol. gr. in-8, avec 378 grav. dans le texte, cart. à l'angle. 3e édit., 1904 (*Couronné par l'Académie des sciences et par l'Académie de médecine*)................... 25 fr.

LAGRANGE (Fernand), lauréat de l'Académie des sciences et de l'Académie de médecine. **La médication par l'exercice.** 2e éd., 1904. 1 fort vol. in-8, avec 69 gravures dans le texte et une carte coloriée hors texte.. 12 fr.

— **Les Mouvements méthodiques et la « mécanothérapie ».** 1899. 1 vol. grand in-8, avec 57 gravures.. 10 fr.

— **Le traitement des affections du cœur par l'exercice et le mouvement.** 1903. 1 vol. in-8, avec fig. et une carte coloriée.. 6 fr.

LANDOUZY (L.), Doyen de la Faculté de médec. de Paris, et HEITZ (Dr J.). **La balnéation carbo-gazeuse** (*Spécialisation fonctionnelle des eaux de Royat*). 1906. In-8....... 2 fr.

LAUMONIER (J.). **Les nouveaux traitements.** 2e édit., 1904. 1 vol. in-16, cartonné à l'anglaise.. 4 fr.

LE DANTEC (F.), chargé de cours à la Sorbonne. Introduction à la pathologie générale.
1 fort vol. gr. in-8, avec fig. 1906.. 15 fr.
LEGUEU (Voir plus haut : LABADIE-LAGRAVE).
LÉPINE (R.), professeur de clinique médicale à l'Université de Lyon. Le diabète sucré.
1909. 1 vol. gr. in-8. .... 16 fr.
LONDE (Dr P.), ancien interne des hôpitaux de Paris. Essais de médecine préventive. 1910.
1 vol. in-16, cart. à l'angl.. 4 fr.
— La médecine préventive du premier âge. 1911. 1 vol. in-16, cart. à l'angl....... 4 fr.
MACKENSIE (Dr J.), membre du Collège royal des médecins. Les maladies du cœur.
Traduit sur la 2e édition anglaise par le Dr G. FRANÇON, médecin consultant à Aix-les-
Bains. Préface du Dr H. VAQUEZ, prof. agrégé à la Faculté de Médecine, médecin des
hôpitaux de Paris, 1911. 1 vol. gr. in-8 avec 280 fig. dans le texte et hors texte... 15 fr.
MOSSÉ (A.), professeur de clinique médicale à l'Université de Toulouse. Le diabète et
l'alimentation aux pommes de terre. 1903. 1 vol. grand in-8, avec graphiques..... 5 fr.
RICHET (Ch.), prof. à la Faculté de médecine de Paris. L'anaphylaxie. 1911. 1 vol.
in-16... 3 fr. 50
SIMON (P.), professeur à la Faculté de médecine de Nancy. Manuel de percussion et
d'auscultation. 1895. In-12, cart... 4 fr.
SPRINGER. La croissance. Son rôle en pathologie. Essai de pathologie générale. 1 vol.
in-8. 1890.. 6 fr.
UNNA, professeur à l'Université de Vienne. Thérapeutique des maladies de la peau.
Traduit de l'allemand par les Drs DOYON et SPILLMANN. 1908. 1 vol. grand in-8... 10 fr.
Revue de Médecine. Directeurs, MM. les Prof. BOUCHARD, CHAUFFARD, CHAUVEAU, LAN-
DOUZY, LÉPINE, PITRES, ROGER et VAILLARD ; Rédacteurs en chef, MM. LANDOUZY et
LÉPINE ; Secrétaire de la rédaction, Dr JEAN LÉPINE (v. p. 30).

Maladies nerveuses et mentales.

BERNARD LEROY. L'illusion de fausse réconnaissance. 1 vol. in-8. 1898.......... 4 fr.
— Le langage. *Essai sur la fonction normale et pathologique de cette fonction.* 1 vol.
in-8. 1906.. 5 fr.
BINET. Les altérations de la personnalité. 2e édit. 1902. In-8, cart.............. 6 fr.
CAMUS (J.) et PAGNIEZ (Ph.). Isolement et psychothérapie. *Traitement de l'hystérie et
de la neurasthénie, pratique de la rééducation morale et physique.* Préface de M. le
Dr DÉJERINE. 1904. Gr. in-8... 9 fr.
DAREL. La Folie. *Ses causes. Sa thérapeutique.* 1 v. in-8. 1901.................. 4 fr.
DESCHAMPS (Dr A.). Les Maladies de l'énergie. Les asthénies générales. *Épuisements,
insuffisances, inhibitions* (Clinique-thérapeutique), préface de M. le Prof. RAYMOND.
1 vol. in-8 2e éd. 1909. (*Couronné par l'Académie de médecine*)................ 8 fr.
DROMARD (Dr G.). La mimique chez les aliénés. 1909. 1 vol. in-16, cart.......... 4 fr.
DROMARD (Dr G.) et LEVASSORT (Dr J.). L'amnésie. 1907. 1 vol. in-16, cart...... 4 fr.
DUBUISSON (P.) et A. VIGOUROUX. Responsabilité pénale et folie. 1 vol. in-8°. 1911. 7 fr. 50
DUPOUY (Dr R.). Les Opiomanes. 1 vol. in-8°. 1911................................ 5 fr.
FÉRÉ (Ch.), médecin de Bicêtre. Le traitement des aliénés dans les familles. 1 vol. in-18.
3e éd., cart. à l'angl... 4 fr.
— Les épilepsies et les épileptiques. 1 vol. gr. in-8, avec 67 gravures et 12 planches hors
texte... 20 fr.
— Pathologie des émotions, études cliniques et physiologiques. 1 vol. grand in-8, avec
figures... 12 fr.
— La Famille névropathique. Théorie tératologique de l'hérédité et de la prédisposition
morbides et de la dégénérescence. 1 vol. in-12. 2e éd., 1898, avec 25 grav. dans le texte,
cart. à l'angl... 4 fr.
— Dégénérescence et criminalité. 1 vol. in-12. 4e éd., 1907....................... 2 fr. 50
FLEURY (Maurice de). Introduction à la médecine de l'esprit. 1 vol. gr. in-8, avec fig.
9e éd., 1911 (*Couronné par l'Académie française et par l'Académie des sciences*). 7 fr. 50
— Les grands symptômes neurasthéniques. *Pathogénie et traitement.* 10e éd., 1904. 1 vol.
in-8, avec figures.. 7 fr. 50
— Manuel pour l'étude des maladies du système nerveux. Gr. in-8, avec 133 grav. en noir
et en coul., cart. à l'angl. 1904... 25 fr.
(*Ces deux ouvrages ont été couronnés par l'Académie de médecine.*)
FRENKEL. L'Ataxie tabétique. *Son traitement par la rééducation des mouvements.* Traduit
de l'allemand par le Dr Van BIERVLIET. Préface du Prof. RAYMOND. 1 fort vol. gr. in-8,
av. 132 grav. 1906... 8 fr.
GRASSET, professeur de la Faculté de médecine de Montpellier. Les maladies de l'orien-
tation et de l'équilibre. 1901. 1 vol. in-8, avec grav., cart. à l'angl............. 6 fr.
— Demifous et demiresponsables. 1 vol. in-8. 2e édit., 1908...................... 5 fr.
HARTENBERG (P.). Les timides et la timidité. 3e éd. 1 vol. in-8................. 5 fr.
— Psychologie des Neurasthéniques. 2e édit. 1909. 1 vol. in-16................... 3 fr. 50
— L'Hystérie et les hystériques. 1910. 1 vol. in-16............................... 3 fr. 50

ICARD (S.). La femme pendant la période menstruelle, étude de psychologie morbide et de médecine légale. 1 vol. in-8.. 6 fr.

INGEGNIEROS (J.), professeur à l'Université de Buenos-Ayres. Le Langage musical et ses troubles hystériques. 1907. 1 vol. gr. in-8.. 6 fr.

JANET (Pierre), professeur au Collège de France. L'état mental des hystériques. *Les stigmates mentaux des hystériques. Les accidents mentaux des hystériques. Études sur divers symptômes hystériques. Le traitement psychologique de l'hystérie.* 2e édition, 1911. 1 vol. gr. in-8 avec gravures... 18 fr.

— et RAYMOND (F.), professeur de la clinique des maladies nerveuses à la Salpêtrière. **Névroses et idées fixes.** — I. *Études expérimentales sur les troubles de la volonté, de l'attention, de la mémoire, sur les émotions, les idées obsédantes et leur traitement,* par P. JANET. 1 vol. gr. in-8, avec 92 fig. 2e édit., 1904...................... 12 fr.

II. — *Névroses, maladies produites par les émotions, les idées obsédantes et leur traitement,* par F. RAYMOND et Pierre JANET. 1 vol. gr. in-8, avec 97 grav. 2e édit., 1908. 14 fr.

(*Ouvrage couronné par l'Académie des sciences et par l'Académie de médecine.*)

— **Les obsessions et la psychasthénie.** I. — *Études cliniques et expérimentales sur les idées obsédantes, les impulsions, les manies mentales, la folie du doute, les tics, les agitations, les phobies, les délires du contact, les angoisses, les sentiments d'incomplétude, la neurasthénie, les modifications des sentiments du réel, leur pathogénie et leur traitement.* 2e édit., 1908. 1 vol. grand in-8, avec 8 gravures.......................... 18 fr.

II. — *États neurasthéniques, aboulies, incomplétude, agitation et angoisses diffuses, algies, phobies, délires du contact, tics, manies mentales, folies du doute, idées obsédantes, impulsions.* 2e édition, 1911. 1 vol. grand in-8, avec 22 gravures................... 14 fr.

LANGE, professeur à l'Université de Copenhague. **Les émotions.** Traduit de l'allem. par G. DUMAS. 4e édit., 1911. 1 vol. in-12... 2 fr. 50

LÉVY (P.-E.), **L'Éducation rationnelle de la volonté,** *son emploi thérapeutique.* Préface de M. le Prof. BERNHEIM. 10e édit., 1910. 1 vol. in-12, cart. à l'angl................ 4 fr.

— **Neurasthénie et névroses.** *Leur guérison définitive en cure libre.* 2e édition, 1910. 1 vol. in-16... 4 fr.

MAUDSLEY. Le crime et la folie. 1 vol. in-8. 1904, 7e édit. Cart................. 6 fr.

PHILIPSON. L'autonomie et la centralisation dans le système nerveux des animaux. 1906. In-8.. 5 fr.

RAYMOND (Pr F.). Voyez JANET (Pierre) et RAYMOND, ci-dessus.

RODET (P.). Morphinisme et morphinomanie. 1897. 1 vol. in-12, cart. à l'angl. (*Couronné par l'Académie de médecine*)... 4 fr.

ROGUES DE FURSAC (J.), ancien chef de clinique à la Faculté de Médecine de Paris. **Manuel de Psychiatrie.** 3e édit. revue et augmentée, 1909. 1 vol. in-16, cartonné à l'anglaise... 4 fr.

SÉRIEUX (P.) et CAPGRAS (J.), médecins en chef des asiles de la Seine. **Les folies raisonnantes.** *Le délire d'interprétation.* 1909. 1 vol. in-8.............................. 7 fr.

SOLLIER (P.). Genèse et nature de l'hystérie. 2 vol. in-8. 1897.................. 20 fr.

— L'hystérie et son traitement. 1 vol. in-12, cart. 1901.......................... 4 fr.

STEWART (Dr PURVES) (de Londres), médecin de l'hôpital de Westminster et de l'hôpital de West End pour les maladies nerveuses. Le diagnostic des maladies nerveuses. Traduction et adaptation française par le Dr G. SCHERB (d'Alger). Préface de M. le Dr HELME. 1910. 1 vol. gr. in-8 avec 208 fig. et diagrammes................................ 15 fr.

Psychologie expérimentale.

BAZAILLAS (A.), prof. de philosophie au lycée Condorcet, docteur ès lettres. Musique et Inconscience. Introduction à la psychologie de l'inconscient. 1908. 1 vol. in-8...... 5 fr.

BINET (Alfred), directeur du laboratoire de psychologie physiologique à la Sorbonne. **La psychologie du raisonnement.** *Recherches expérimentales par l'hypnotisme.* 4e édit., 1907. 1 vol. in-18.. 2 fr. 50

— Les Révélations de l'écriture. 1 vol. in-8, avec grav. 1906...................... 5 fr.

CHABRIER (Dr). Les émotions et les états organiques. 1911. 1 vol. in-18........ 2 fr. 50

CRÉPIEUX-JAMIN (J.). L'écriture et le caractère. 5e édit. revue et augmentée, 1909. 1 vol. in-8... 7 fr. 50

DANVILLE (Gaston). Psychologie de l'amour. 5e édit., 1910. 1 vol. in-18...... 2 fr. 50

DUMAS (G.), chargé du cours de psychologie expérimentale à la Sorbonne. Le Sourire. *Psychologie et physiologie,* avec figures. 1906. 1 vol. in-16........................ 2 fr. 50

DUPRÉ (Dr E.), agrégé de la Faculté de Paris, médecin des hôpitaux, et NATHAN (Dr M.), ancien interne des hôpitaux de Paris. Le langage musical. *Étude médico-psychologique.* Préface de Ch. MALHERBE, bibliothécaire de l'Opéra. 1911. 1 vol. in-8.......... 3 fr. 75

EGGER (V.), professeur à la Sorbonne. La parole intérieure. 2e édit., 1904. 1 vol. in-8... 5 fr.

FOUCAULT (M.), professeur à l'Université de Montpellier. Le Rêve (*Recherches et observations*). 1 vol. in-8.. 5 fr.

GLEY (E.), membre de l'Académie de médecine, professeur au Collège de France. **Études de psychologie physiologique et pathologique.** 1903. 1 vol. in-8............. 5 fr.

GODFERNAUX (A.). Le sentiment et la pensée et leurs principaux aspects physiologiques. 2e édit. 1 vol. in-16. 1905... 2 fr. 50
HOFFDING, professeur à l'université de Copenhague. Esquisse d'une psychologie fondée sur l'expérience, trad. POITEVIN, préface de PIERRE JANET. 4e édit., 1909. 1 vol. in-8.. 7 fr. 50
JAMES (William). La théorie de l'émotion. Trad. de l'anglais. Introd. par G. DUMAS, prof. à la Sorbonne. 3e édit., 1910. 1 vol. in-16................................... 2 fr. 50
JANET (Pierre), professeur au Collège de France. L'automatisme psychologique. 6e édit., 1910. 1 vol. in-8.. 7 fr. 50
JOFFROY (A.), Professeur à la Faculté de Médecine de Paris, médecin de l'asile Sainte-Anne, et DUPOUY (R.), médecin de l'asile Saint-Yon. Fugues et vagabondage. Étude clinique et psychologique. Préface de M. le Dr C. DENY, médecin de la Salpêtrière. 1909. 1 vol. in-8.. 7 fr.
KOSTYLEFF (N.). La crise de la psychologie expérimentale. 1911. 1 vol. in-16.. 2 fr. 50
MALAPERT (P.). Les éléments du caractère et leurs lois de combinaison. 1905. 1 vol. in-8. 2e édition... 5 fr.
MOSSO, professeur à l'Université de Turin. La Peur. *Étude psychophysiologique.* 4e édit. revue, 1908. 1 vol. in-18, avec grav... 2 fr. 50
— La fatigue intellectuelle et physique, traduit de l'italien par P. LANGLOIS. 6e édit., 1908. 1 vol. in-18, avec grav.. 2 fr. 50
NAYRAC (J.-P.). Physiologie et psychologie de l'attention (*Ouvrage récompensé par l'Institut*). 1 vol. in-8. 1906... 3 fr. 75
PHILIPPE (J.), chef des travaux au laboratoire de psychologie physiologique à la Sorbonne. L'image mentale. 1903. 1 vol. in-18, avec figures.......................... 2 fr. 50
PIDERIT. La mimique et la physiognomonie. In-8, av. 100 grav. 1888............... 5 fr.
PROAL (Louis), Conseiller à la Cour de Paris. L'éducation et le suicide des enfants. 1907. 1 vol. in-18.. 2 fr. 50
RIBOT (Th.), de l'Institut, directeur de la *Revue philosophique.* La psychologie de l'attention. 11e édit., 1910. 1 vol. in-18.. 2 fr. 50
— L'hérédité psychologique. 9e édit., 1910. 1 vol. in-8.......................... 7 fr. 50
— La psychologie des sentiments. 8e édit., 1911. 1 vol. in-8.................... 7 fr. 50
— Essai sur les passions. 3e édit., 1910. 1 vol. in-8........................... 3 fr. 75
— Problèmes de psychologie affective. 1910. 1 vol. in-16........................ 2 fr. 50
ROEHRICH (E.). L'attention spontanée et volontaire. *Son fonctionnement, ses lois, son emploi dans la vie pratique.* 1907. 1 vol. in-18.............................. 2 fr. 50
     (*Récompensé par l'Académie des sciences morales et politiques*).
SERMYN (Dr W. C.). Contribution à l'étude de certaines facultés cérébrales méconnues. 1911. 1 vol. in-8... 7 fr. 50
SOLLIER (P.). Le problème de la mémoire. *Essai de psycho-mécanique.* 1900. 1 vol. in-8.. 3 fr. 75
— Les phénomènes d'autoscopie. 1903. 1 vol. in-18, avec gravures............... 2 fr. 50
SOURIAU (P.), prof. à l'Univ. de Nancy. La suggestion dans l'Art. 2e édit., 1909. 1 vol. in-8.. 5 fr.
TARDIEU (Émile). L'ennui. *Étude psychologique.* 1903. 1 vol. in-8............. 5 fr.
TASSY (E.). Le travail d'idéation. *Hypothèses sur les réactions centrales dans les phénomènes mentaux.* 1911. 1 vol. in-8... 5 fr.
THOMAS (P.-F.). La suggestion, *son rôle dans l'éducation.* 5e édit., 1910. 1 vol. in-18.. 2 fr. 50
WAYNBAUM (Dr J.). — La physionomie humaine. Son mécanisme et son rôle social. 1907. 1 vol. in-8... 5 fr.
WUNDT. Hypnotisme et suggestion, traduit de l'allemand par E. KELLER. 4e édit., 1909, 1 vol. in-18.. 2 fr. 50
WYLM (Dr A.). La morale sexuelle. 1907. 1 vol. in-8............................... 5 fr.
Journal de psychologie normale et pathologique, par les professeurs PIERRE JANET et G. DUMAS (Voir page 31).

Psychologie pathologique.

DUPRAT. L'instabilité mentale, essai sur les données de la psycho-pathologie. 1 vol. in-8. 1899... 5 fr.
— Les causes sociales de la folie. 1900. 1 vol. in-12............................ 2 fr. 50
— Le Mensonge, 2e édit. revue. 1 vol. in-16................................. 2 fr. 50
DURKHEIM (Em.), professeur à la Sorbonne. Le suicide. 1 vol. in-8. 1897........ 7 fr. 50
DUGAS et MOUTIER. La Dépersonnalisation. 1 vol. in-16. 1911.................... 2 fr. 50
GAUSSEN (Dr Ch.). La mélancolie présénile. *Étude psychologique et clinique.* 1911. 1 vol. gr. in-8... 7 fr.
GRASSET (J.), professeur à la Faculté de médecine de Montpellier. Demifous et demiresponsables. 2e édit., 1908. 1 vol. in-8.. 5 fr.
GURNEY, MYERS et PODMORE. Les hallucinations télépathiques, adaptation de l'anglais par L. MARILLIER; avec préface de M. Ch. RICHET. 4e édit., 1905. 1 vol. in-8... 7 fr. 50

HARTENBERG (Dr). Psychologie des neurasthéniques. 1 vol. in-16. 2e éd., 1909. 3 fr. 50

HESNARD (Dr A.). Les troubles de la personnalité dans les états d'asthénie psychique. *Étude de psychologie clinique.* Préface de M. le Prof. Régis. 1909. 1 vol. gr. in-8. 6 fr.

LAUVRIÈRE (E.). Edgar Poë. *Sa vie et son œuvre. Étude de psychologie pathologique (Couronné par l'Académie de médecine).* 1 vol. in-8. 1905..................... 10 fr.

MASSELON (R.), médecin adjoint de l'asile de Clermont. La Mélancolie, étude médicale et psychologique. 1906. 1 vol. in-16, cart................. 4 fr.

MIGNARD (Dr M.), ancien interne des asiles de la Seine. La joie passive. *Étude de psychologie pathologique.* Préface de M. le Dr G. Dumas, professeur adjoint à la Sorbonne. 1910. 1 vol. in-16, cartonné................. 4 fr.

MORTON PRINCE, prof. de pathologie du système nerveux à l'école de médecine de « Tufts collège », médecin spécialiste des maladies nerveuses aux hôpitaux de Boston. **La dissociation d'une personnalité.** *Étude biographique de psychologie pathologique,* trad. de l'anglais par R. Ray et J. Ray. 1911. 1 vol. in-8..................... 10 fr.

MURISIER, professeur à l'Université de Neufchâtel. Les maladies du sentiment religieux. 1 vol. in-12, 3e édit., 1909................. 2 fr. 50

MYERS. La personnalité humaine. *Sa survivance. Ses manifestations supranormales,* traduit par le Dr Jankélévitch. 3e édit. 1 vol. in-8. 1910................. 7 fr. 50

NORDAU (Max). Dégénérescence. 2 vol. in-8. 7e édit., 1909................. 17 fr. 50

PASCAL (Dr C.). médecin des asiles publics d'aliénés. La démence précoce. *Étude psychologique, médicale et médico-légale.* 1911. 1 vol. in-16, cart. à l'angl................. 4 fr.

PHILIPPE et BONCOUR (G.-Paul). Les anomalies mentales chez les écoliers. *Étude médico-pédagogique.* 2e édit. (*Couronné par l'Institut*). 1909. 1 vol. in-16................. 2 fr. 50

— L'Éducation des anormaux. *Principes d'éducation physique, intellectuelle, morale.* 1910. 1 vol. in-16................. 2 fr. 50

RIBOT (Th.), de l Institut. Les maladies de la mémoire. 22e éd., 1911. 1 vol. in-16... 2 fr. 50

— Les maladies de la volonté. 26e édit., 1910. 1 vol. in-16................. 2 fr. 50

— Les maladies de la personnalité. 15e édit., 1911. 1 vol. in-16................. 2 fr. 50

ROGUES DE FURSAC. L'Avarice, *essai de psychologie morbide.* 1 vol. in-16. 1911. 2 fr. 50

SÉRIEUX (P.) et CAPGRAS (J.), médecins en chef des asiles de la Seine. Les folies raisonnantes. *Le délire d'interprétation.* 1907. 1 vol. in-8................. 7 fr.

SAINT-PAUL (G.), médecin-major de l'armée. Le langage intérieur et les paraphasies (*la fonction endophasique*). 1904. 1 vol. in-8................. 5 fr.

SOLLIER (P.). Psychologie de l'idiot et de l'imbécile. 2e édit., 1901. 1 vol. in-8, avec planches................. 5 fr.

Traité international de psychologie pathologique, publié sous la direction du Dr A. Marie, médecin en chef de l'asile de Villejuif. — Tome I : *Psychopathologie générale,* 1 fort vol. gr. in-8 de xx-1028 pages avec 353 gravures dans le texte................. 25 fr

Tome II : *Psychopathologie clinique,* 1 fort vol. gr. in-8 de xxix-1000 pages, avec 351 gravures dans le texte................. 25 fr.

(L'ouvrage sera complet en 3 volumes; le tome III paraîtra en décembre 1911.)

VAN BRABANT (W.). Psychologie du vice infantile. 1910. 1 vol. gr. in-8................. 3 fr. 50

Hygiène. — Thérapeutique. — Pharmacie.

BOSSU. Petit compendium médical. Quintessence de pathologie, thérapeutique et médecine usuelle. 6e éd., 1901. 1 vol. in-32, cart. à l'angl................. 1 fr. 25

BOUCHARDAT (A.) et (G.), membres de l'Académie de médecine. Nouveau Formulaire magistral, 1909, 4e édition, collationnée avec le Codex de 1908, revue et augmentée de formules nouvelles, d'un mémoire thérapeutique et de la *Liste complète des mets permis aux glycosuriques.* 1 vol. in-18, cartonné à l'anglaise................. 4 fr.

BOUCHARDAT (A.) et DESOUBRY. Nouveau formulaire vétérinaire. 6e édit., conforme au nouveau Codex revue et augmentée. 1904. 1 vol. in-18, cartonné à l'anglaise.... 4 fr.

DELÉARDE (Dr), professeur à la Faculté de Médecine de Lille, chargé du cours de clinique médicale infantile. Guide pratique de puériculture, à l'usage des docteurs en médecine et des sages-femmes. 1910. 1 vol. in-16 avec gravures, cart. à l'anglaise............ 4 fr.

DEMENŸ (G.), professeur du cours d'éducation de la Ville de Paris et de gymnastique appliquée à l'école de gymnastique militaire de Joinville-le-Pont. Les bases scientifiques de l'éducation physique. 4e édition, 1909, 1 vol. in-8, avec 198 fig. Cart................. 6 fr.

— Mécanisme et éducation des mouvements. 4e édit., 1911. 1 vol. in-8, avec 571 figures, cartonné à l'anglaise................. 9 fr.

— PHILIPPE (J.) et RACINE. Cours théorique et pratique d'éducation physique. 2e édit. revue et augmentée. 1909. 1 vol. in-8, avec gravures et planches hors texte................. 4 fr.

DUFOUR (L.), pharmacien de 1re classe. Manuel de pharmacie pratique. 2e édit., 1903. 1 vol. in-18................. 3 fr. 50

LAGRANGE (F.). L'hygiène de l'exercice chez les enfants et les jeunes gens. 9e éd., 1910. 1 vol. in-12, cartonné à l'angl................. 4 fr.

— De l'exercice chez les adultes. 7e édit., 1911. 1 volume in-12, cart. à l'angl....... 4 fr.

LAGRANGE (F.) et de GRANDMAISON. La Fatigue et le repos. 1 vol. in-8. 1911...   6 fr.
LAHOR (J.) (Dr Cazalis) et Dr LUCIEN-GRAUX. L'alimentation à bon marché saine et rationnelle. 2e édition, 1909. 1 vol. in-16 (*Récompensé par l'Académie française*).   3 fr. 50
LAUMONIER (J.). Hygiène de l'alimentation dans l'état de santé et de maladie. 1 vol. in-12. 4e édit., entièrement refondue, 1911, cart. à l'angl., avec grav..............   4 fr.
LEFÉBURE (Ct), ancien comt de l'école de gymnastique militaire belge. Méthode de gymnastique éducative suédoise. 1 vol. in-8, avec gravures et planches. 1906.........   5 fr.
— L'éducation physique en Suède. Sa diffusion universelle. Nouvelle édition, 1908. 1 vol. gr. in-8.............   6 fr.
MACÉ, professeur à l'École de pharmacie de Rennes. Traité pratique et raisonné de pharmacie galénique. 1 vol. in-8.............   6 fr.
Manuel d'hygiène athlétique, à l'usage des lycéens et des jeunes gens des associations athlétiques. 1 broch. in-32, 1895.............   50 c.
MOSSO, professeur à l'Université de Turin. L'éducation physique de la jeunesse. 1 vol. in-12, cart. à l'angl. 1895.............   4 fr.
— Les exercices physiques et le développement intellectuel. 1904. 1 vol. in-8, cartonné.............   6 fr.
Puériculture et hygiène infantile (*Première série*). Conférences faites sous la présidence de MM. G. LYON, recteur de l'Académie de Lille et Th. BARROIS, professeur à la Faculté de Lille, par MM. BUÉ, DELÉARDE, GAUDIER, LAMBLING, OUÏ, professeurs à la Faculté de médecine de Lille et V. DUBRON, président du Comité du Nord de l'Alliance d'hygiène sociale. 1908. 1 vol. in-16.............   2 fr.
— (*Deuxième série*), par MM. BUÉ, CARRIÈRE, CHARMEIL, DELÉARDE, GAUDIER, GÉRARD, LAMBLING, OUÏ, SURMONT, prof. à la Faculté de médecine de Lille, CALMETTE et GUÉRIN, de l'Institut Pasteur de Lille. 1911. 1 vol. in-16.............   3 fr.
RIBBING, prof. à l'Univ. de Lund (Suède). L'hygiène sexuelle et ses conséquences morales. 4e éd. 1911, in-12, cart.............   4 fr.
ROZET (G.). La défense et illustration de la race française. 1911. 1 vol. in-16...   3 fr. 50
TISSIÉ (Th.). La fatigue et l'entraînement physique. 3e édit., 1 vol. in-12, cart. à l'angl., 1908 (*Couronné par l'Acad. de méd.*).............   4 fr.
WEBER. Climatothérapie, traduit de l'allemand par MM. les docteurs DOYON et SPILLMANN. 1 vol. in-8.............   6 fr.
YVERT (A.), médecin principal de l'armée, en retraite. Causeries sanitaires. Tome I. *Théorie des germes*. 1903. 1 vol. in-8.............   5 fr.
   Tome II. *Désinfection*. 1905. 1 vol. in-8.............   6 fr.

Pathologie et thérapeutique chirurgicales.

BOURCART, privat-docent à l'Université de Genève, et CAUTRU. Le ventre. *Étude de la cavité abdominale au point de vue du massage*. Tome I. *Le rein*. 1 vol. gr. in-8, avec gr. et pl.............   10 fr.
   Tome II. *L'estomac et l'intestin*. 1 vol. gr. in-8 avec grav. et pl.............   12 fr.
Conférence internationale du Cancer (2e). Tenue à Paris du 1er au 5 octobre 1910. Travaux publiés sous la direction de M. le Prof. Pierre DELBET, secrétaire général, et le Dr R. LEDOUX-LEBARD, secrétaire, de l'Association française pour l'étude du cancer. Rapports présentés, discussions. 1911. 1 vol. gr. in-8 de LXII-803 pages.............   20 fr.
CORNET. Pratique de la Chirurgie courante. Préface du professeur OLLIER. 1 fort vol. in-12, avec 111 grav. 1900. Cart.............   4 fr.
CORNIL (V.), membre de l'Académie de médecine, professeur à la Faculté de médecine de Paris. Les tumeurs du sein. 1908. 1 vol. gr. in-8, avec 169 fig. dans le texte......   12 fr.
DELBET, professeur à la Fac. de méd. de Paris, chirurgien des hôpitaux. Du traitement des anévrysmes. 1 vol. in-8.............   5 fr.
DELORME, médecin inspecteur général de l'armée. Traité de chirurgie de guerre. — I. *Histoire de la chirurgie militaire française, plaies par armes à feu des parties molles.* 1 vol. gr. in-8, avec 95 fig. dans le texte et 1 planche hors texte.............   16 fr.
   II. *Lésions des os par les armes de guerre. — Blessures des régions. — Service de santé en campagne.* 1 fort vol. grand in-8, avec 397 gravures dans le texte.......   26 fr.
   (*Ouvrage couronné par l'Académie des sciences*).
DODERLIN (Dr A.), professeur à l'université de Tubingue. — Précis d'opérations obstétricales, traduit par le Dr L. AUBERT. 1 vol. in-8, avec 150 figures, cart. 1907......   5 fr.
DURET (H.), ex-chirurgien des hôpitaux de Paris, professeur de clinique chirurgicale à la Faculté libre de Lille. Les tumeurs de l'encéphale. — *Manifestations et chirurgie.* 1 fort vol. gr. in-8, avec 297 figures. 1905.............   20 fr.
ESTOR (L.), professeur à la Faculté de médecine de Montpellier. Guide pratique de chirurgie infantile. 2e édit. revue et augmentée, 1909. 1 vol. in-8, avec 174 gravures..   8 fr.
HENNEQUIN (Dr J.) et LOEWY (Dr R.). Les Luxations des grandes articulations. Leur traitement pratique. 1908. 1 vol. gr. in-8, avec 125 gravures.............   16 fr.
JULLIARD (Dr Ch.), Manuel pratique des bandages, pansements et appareils chirurgicaux. Préface de M. le Prof. TERRIER. 1907. 1 vol. gr. in-8, avec 200 fig. Prix broché....   6 fr.
   cartonné.............   7 fr. 50

KOCHER (Th.). Les fractures de l'humérus et du fémur. 1 vol. gr. in-8, avec 105 figures et 56 planches. 1904.... 15 fr.

LABADIE-LAGRAVE, médecin des hôpitaux de Paris, et LEGUEU, prof. agrégé à la Fac. de méd. de Paris, chirurgien des hôpitaux. Traité médico-chirurgical de gynécologie 1 vol. gr. in-8, avec 387 gravures dans le texte. 3e édit., 1904. Cart. à l'anglaise (*Couronné par l'Académie des sciences, et par l'Académie de médecine*)... 25 fr.

LEGUEU (Félix), professeur agrégé à la Faculté de médecine de Paris, chirurgien des hôpitaux. Leçons de clinique chirurgicale. 1902. 1 vol. grand in-8, avec gravures. 12 fr.

— Traité chirurgical d'Urologie. Préface de M. le prof. GUYON, de l'Institut. 1910. 1 vol. gr. in-8 avec 663 gravures dans le texte et 8 planches en couleurs hors texte, cart. 40 fr.

LEGUEU (voir ci-dessus : LABADIE-LAGRAVE).

NIMIER (H.), médecin principal de l'armée, directeur de l'École de médecine du service de santé militaire. *Chirurgie nerveuse.* Blessures du crâne et de l'encéphale par coup de feu. 1904. 1 vol. gr. in-8, avec 158 grav.... 15 fr.

— et DESPAGNET. Traité élémentaire d'ophtalmologie. 1894. 1 vol. gr. in-8, avec 432 gravures, cart. à l'angl.... 20 fr.

— et LAVAL. Les projectiles des armes de guerre. *Leur action et leurs effets vulnérants.* 1898. 1 vol. in-12, avec gravures.... 3 fr.

— Les explosifs, les poudres, les projectiles d'exercices, *leur action vulnérante.* 1899. 1 vol. in-12, avec gravures.... 3 fr.

— Les armes blanches. *Leur action et leurs effets vulnérants.* 1889. 1 fort vol. in-12, avec gravures.... 6 fr.

(*Ces trois volumes ont été couronnés par l'Académie des sciences.*)

— De l'infection en chirurgie d'armée. *Évolution des blessures de guerre.* 1900. 1 fort vol. in-12, avec gravures.... 6 fr.

— Traitement des blessures de guerre. 1901. 1 fort vol. in-12, avec gravures.... 6 fr.

(*Ces cinq volumes ont été récompensés par l'Académie de médecine. — Prix Laborie.*)

PAQUY (Dr E.), chef de clinique d'accouchements à la Faculté de médecine de Paris. Manuel de pratique obstétricale. 1910. 1 vol. in-16, avec 107 grav., cart. à l'angl.... 4 fr.

REVERDIN (J.-L.), professeur à la Faculté de médecine de Genève. Leçons de chirurgie de guerre. *Des blessures faites par les balles des fusils.* Préface de H. NIMIER, médecin-inspecteur de l'armée française, professeur au Val-de-Grâce. 1910. 1 vol. in-8, avec 7 pl. en phototypie.... 7 fr. 50

TERRIER, prof. à la Faculté de Médecine de Paris, et AUVRAY, prof. agrégé. Chirurgie du foie et des voies biliaires.

　TOME I. *Traumatisme du foie et des voies biliaires. — Foie mobile. — Tumeurs du foie et des voies biliaires.* 1901. 1 vol. gr. in-8, avec 50 gravures.... 10 fr.

　TOME II. *Échinococcose hydatique commune. — Kystes alvéolaires. — Suppurations hépatiques. — Abcès tuberculeux intra-hépatique. — Abcès de l'actinomycose.* 1907. 1 vol. gr. in-8, avec 47 gravures.... 12 fr.

— GUILLEMAIN, chir. des hôp., et MALHERBE. Chirurgie du cou. 1 vol. in-12 avec 101 grav., cart. à l'angl. 1898.... 4 fr.

— Chirurgie de la face. 1 vol. in-12, av. 214 grav., 1896.... 4 fr.

— et PÉRAIRE. Manuel de petite chirurgie de Jamain. 8e éd., refondue. 1901. 1 vol. gr. in-18, avec 572 fig., cart. à l'angl.... 8 fr.

— Petit manuel d'antisepsie et d'asepsie chirurgicales, 1 vol. in-18, avec 70 grav., cart. à l'angl. 1893.... 3 fr.

— Petit Manuel d'anesthésie chirurgicale. 1 vol. in-18, avec grav., cart. à l'angl. 1893. 3 fr.

— L'opération du trépan. 1 vol. in-12, avec 222 gr., cart. à l'angl. 1895.... 4 fr.

— et E. REYMOND. Chirurgie de la plèvre et du poumon. 1 vol. in-12, avec 67 grav., cart. à l'anglaise 1899.... 4 fr.

— Chirurgie du cœur et du péricarde. 1 vol. in-12, avec 79 grav. cart. à l'anglaise 1898. 3 fr.

Congrès français de Chirurgie. *Procès-verbaux, mémoires et discussions,* publiés sous la direction de MM. S. POZZI, PICQUÉ et Ch. WALTHER, secrétaires généraux (Chaque session forme un vol. in-8, avec figures).

1re session (1885) : 14 fr. ; 2e session (1886) : 14 fr. ; 3e session (1888) : 14 fr. ; 4e session (1889) : 16 fr. ; 5e session (1891) : 14 fr. ; 6e session (1892) : 16 fr. ; 7e session (1893) : 18 fr. ; 8e à 21e sessions (1894 à 1908) · chacune 20 fr. ; 22e et 23e sessions (1909 et 1910) : chacune 25 fr.

Revue de Chirurgie. Directeurs : MM. les Prof. QUÉNU, PONCET, P. DELBET, P. DUVAL, LEJARS, GROSS, FORGUE, DEMONS, CESTAN ; Rédacteur en chef : M. QUÉNU. (Voir p. 30.)

Anatomie. — Physiologie.

ARLOING, professeur à la Faculté de médecine de Lyon. Les virus. 1 vol. in-8, avec grav., cart.... 6 fr.

BERNSTEIN. Les sens. 1 vol. in-8, avec 91 fig., 5e édit., cart.... 6 fr.

BERT (A.) et PELLANDA. La nomenclature anatomique et ses origines. *Explication des termes anciens employés de nos jours.* 1904. 1 vol. in-8.... 2 fr.

BONNIER (Dr P.). La voix. Sa culture physiologique. Théorie nouvelle de la phonation, 3e édition, 1910. 1 vol. in-16, avec grav.... 3 fr. 50

BOURDEAU (Louis). **Le problème de la mort**, 1904, 4e édit. In-8.................. 5 fr.
— **Le problème de la vie**. 1901. 1 vol. in-8... 7 fr. 50
CHARLTON BASTIAN. Le cerveau et la pensée chez l'homme. 2 vol. in-8, avec grav.
cart.. 12 fr.
CHASSEVANT (A.), professeur agrégé à la Faculté de médecine de Paris. **Précis de chimie
physiologique.** 1905. 1 vol. gr. in-8 avec fig............................... 10 fr.
CORNIL, professeur à la Faculté de médecine de Paris, membre de l'Académie de médecine
RANVIER, de l'Institut, professeur au Collège de France ; BRAULT et LETULLE, membres
de l'Académie de Médecine. **Manuel d'histologie pathologique.** 3e édit. entièrement refondue.
  Tome I. *Généralités. — Inflammations. — Tumeurs. — Bactéries. — Lésions des os,
  des tissus, des membranes séreuses,* par MM. RANVIER, CORNIL, BRAULT, F. BEZANÇON,
  M. CAZIN, 1 vol. gr. in-8, avec 369 grav. en noir et en couleurs. 1900.......... 25 fr.
  Tome II. *Muscles. — Sang et hématopoïèse. — Cerveau et moelle. — Nerfs,* par
  MM. G. DURANTE, J. JOLLY, H. DOMINICI, A. GOMBAULT, PHILIPPE. 1 vol. gr. in-8, avec
  grav. en noir et en couleurs, 1902.. 25 fr.
  Tome III. *Cerveau. — Centres nerveux inférieurs. — Nerfs. — Cœur, artères et veines.
  — Vaisseaux et ganglions lymphatiques. — Rate. — Larynx,* par MM. A. GOMBAULT,
  A. RICHE, J. NAGEOTTE, G. DURANTE, R. MARIE, F. BEZANÇON et Th. LEGRY. 1 fort vol. gr.
  in-8, avec 388 gravures en noir et en couleurs.................................. 35 fr.
  Tome IV, terminant l'ouvrage, paraîtra en décembre 1911.
CORNIL et BABES, professeur à la Faculté de médecine de Bucarest. **Les bactéries et leur
rôle dans l'histologie pathologique des maladies infectieuses.** 2 vol. gr. in-8, contenant la
description des méthodes de bactériologie. 3e édit., 1890, avec 385 figures en noir et en
coul. dans le texte, et 10 pl. hors texte.. 40 fr.
CYON (E. de). **Les nerfs du cœur.** *Anatomie et physiologie.* 1 vol. gr. in-8, avec 42 gravures, 1905.. 6 fr.
DEBIERRE (Ch.), professeur à la Faculté de médecine de Lille. **Traité élémentaire d'anatomie de l'homme** (anatomie descriptive et dissection, avec notions d'organogénie et
d'embryologie générale). *(Ouvrage couronné par l'Académie des sciences).*
  Tome I. Manuel de l'amphithéâtre : *Système locomoteur, système vasculaire, nerfs
  périphériques.* — Tome II. *Système nerveux central, organes des sens, splanchnologie,
  système vasculaire, système nerveux périphérique.* 2 vol. gr. in-8, avec 965 grav. en noir
  et en couleurs dans le texte, 1890-91.. 40 fr.
  On ne vend séparément que le Tome Premier seul................................ 20 fr.
— **Atlas d'ostéologie,** comprenant les articulations des os et les insertions musculaires.
  1 vol. in-4, avec 253 grav. en noir et en couleurs, cart., 1895................ 12 fr.
— **Leçons sur le péritoine.** 1900. 1 vol. in-8, avec 58 figures................. 4 fr.
— **Le cerveau et la moelle épinière.** 1 vol. in-8. avec gravures et planches, 1907.. 15 fr.
FAU. **Anatomie des formes du corps humain,** à l'usage des peintres et des sculpteurs. 1 atlas
in-folio de 25 planches. — Figures noires 15 fr. — Figures coloriées........... 30 fr.
FÉRÉ (Ch.), médecin de Bicêtre. **Travail et plaisir.** *Études expérim. de psycho-mécanique.*
1904. Gr. in-8, av. 200 fig... 12 fr.
GELLÉ (E.-M.), membre de la Société de biologie. **L'audition et ses organes.** 1 vol. in-8,
avec grav., cart. à l'angl. 1899.. 6 fr.
GRASSET (J.) prof. de clinique médicale à l'Université de Montpellier. **Introduction
physiologique à l'étude de la philosophie** (*Conférence sur la physiologie du système
nerveux de l'homme*). Préface de M. BENOIST, recteur de l'Académie de Montpellier,
2e édition, 1910. 1 vol. in-8, avec 47 fig....................................... 5 fr.
JAVAL (E.), de l'Académie de médecine. **Physiologie de la lecture et de l'écriture.** 2e édit.,
1906. 1 vol. in-8, avec 96 grav., cart.. 6 fr.
LAGRANGE (F.), lauréat de l'Institut. **Physiologie des exercices du corps.** 1 vol. in-8,
10e édition. 1908, cart. à l'angl... 6 fr.
LE DANTEC (F.), chargé du cours d'embryologie générale à la Sorbonne. **Traité de bio-
logie.** 2e édit. 1906. Gr. in-8.. 15 fr.
— **Éléments de philosophie biologique.** 2e édit. in-16. 1908................... 3 fr. 50
— **Le déterminisme biologique.** 3e édit., 1908, 1 vol. in-18.................. 2 fr. 50
— **La stabilité de vie.** 1 vol. in-8. 1911. cart............................... 6 fr.
PREYER, professeur à l'Université d'Iéna. **Éléments de physiologie générale,** traduit de
l'allemand par M. Jules SOURY. 1 vol. in-8...................................... 5 fr.
— **Physiologie spéciale de l'embryon.** In-8, avec fig......................... 7 fr. 50
RICHET (Ch.), professeur à la Faculté de médecine de Paris, membre de l'Académie de
médecine. **La chaleur animale.** In-8, cart.................................... 6 fr.
— **Physiologie,** travaux du laboratoire du prof. Ch. RICHET.
  Tome I. *Système nerveux, Chaleur animale*...........................(Épuisé.)
  Tome II. *Chimie physiologique, Toxicologie.*........................(Épuisé.)
  Tome III. *Chloralose, Sérothérapie,* etc. In-8, avec grav. 1894............ 12 fr.
  Tome IV. *Appareils glandulaires, nerfs et muscles, sérothérapie; chloroforme.* In-8,
  avec gravures. 1898.. 12 fr.
  Tome V. *Muscles et nerfs, Épilepsie, Zomothérapie, Réflexes psychiques.* In-8, avec
  gravures. 1902... 12 fr.
  Tome VI. *Anaphylaxie, Alimentation, Toxicologie.* In-8. 1909................ 12 fr.

— Dictionnaire de physiologie, publié avec le concours de savants français et étrangers. Formera 10 à 12 volumes gr. in-8, se composant chacun de 3 fascicules ; chaque volume, 25 fr. ; chaque fascicule, 8 fr. 50. 9 volumes parus.
    Tome I (*A-Bac*). — Tome II (*Bac-Cer*). — Tome III (*Cer-Cob*). — Tome IV (*Coc-Dig*). — Tome V (*Dig-Fac*). — Tome VI (*Fiam-Gal*). — Tome VII (*Gal-Gra*). — Tome VIII (*Gra-Hys*). — Tome IX (*Ibo-Ins*).

SNELLEN. Échelle typographique pour mesurer l'acuité de la vision, 17e éd., 1904. 4 fr.

Journal de l'anatomie et de la physiologie normale et pathologique de l'homme et des animaux. Directeurs : MM. les Prof. RETTERER et TOURNEUX (v. p. 31.)

Physique. — Chimie.

BERTHELOT, de l'Institut. **La synthèse chimique.** 10e édit., 1 vol. in-8, cart. 6 fr.

— **La Révolution chimique, Lavoisier.** 1 vol. in-8, 2e éd., cart. 6 fr.

BLASERNA, prof. à l'Univ. de Rome, et HELMHOLTZ, prof. à l'Univ. de Berlin. **Le son et la musique.** 5e éd. In-8, cart. 6 fr.

CHASSEVANT (A.), professeur agrégé à la Faculté de médecine de Paris. **Précis de chimie physiologique.** 1905. 1 vol. gr. in-8 avec fig. 10 fr.

DUPARC (E.) et MONNIER (A.), **Traité de chimie analytique qualitative** suivi de tables systématiques pour l'analyse minérale, 2e édit. revue et augmentée, 1908. 1 vol. gr. in-8. 9 fr.

DUPARC (L.) et BASADONNA (M.). **Manuel théorique et pratique d'analyse volumétrique.** 1910. 1 vol. gr. in-8, avec gravures. 8 fr.

GOULLIART (A.), prof. de l'Institut électrotechnique de Lille. **Précis d'électricité industrielle.** 1911. 1 vol. in-18, avec 400 gravures. 3 fr. 50

GRIMAUX, de l'Institut. **Chimie organique élémentaire.** 8e édit., 1901. 1 vol. in-12, avec figures, cart. 5 fr. 50

— **Chimie inorganique élémentaire.** 8e édit., 1901. 1 vol. in.-12, avec figures, cart. 5 fr. 50

ISSAÏLOVITCH-DUSCIAN (Dr). Privat-docent à la Faculté de Médecine de Genève. **Répertoire pratique de chimie physiologique et pathologique.** 1907. 1 vol. in-16. 2 fr.

MALMEJAC (F.), pharmacien de l'armée. **L'eau dans l'alimentation.** 1902. 1 vol. in-8, avec figures, cartonné à l'anglaise. 6 fr.

NORMAN LOCKYER. **L'évolution inorganique expliquée par l'analyse spectrale.** 1 vol. in-8, avec figures. Cart. à l'anglaise. 6 fr.

PISANI. **Traité pratique d'analyse chimique qualitative et quantitative,** suivi d'un *traité d'Analyse au chalumeau.* 5e éd., 1900. 1 vol. in-12. 3 fr. 50

PISANI et DIRVELL. **La chimie du laboratoire.** 1 v. in-12 avec fig. dans le texte, 2e édit. revue. 1893. 4 fr.

REY (A.), prof. à l'Université de Dijon. **La théorie de la physique chez les physiciens contemporains.** 1907. 1 vol. in-8. 7 fr. 50

SCHUTZENBERGER, de l'Institut. **Les fermentations.** 1 vol. in-8. 6e édit., 1895. Cart. 6 fr.

STALLO. **La matière et la physique moderne.** Préface de Ch. FRIEDEL, de l'Institut. In-8. 3e éd. Cart. 6 fr.

WURTZ, de l'Institut. **La théorie atomique.** In-8, 9e édit. Cart. 6 fr.

Botanique. — Géologie.

BLARINGHEM (L.), chargé de cours à la Sorbonne. **Mutation et traumatismes.** *Étude sur l'évolution des formes végétales.* 1908. 1 vol. gr. in-8, avec planches. 10 fr.

CANDOLLE (de), correspondant de l'Institut. **L'origine des plantes cultivées.** 1 vol. in-8. 3e édition. Cart. 6 fr.

COOKE et BERKELEY. **Les champignons,** avec 110 figures dans le texte. 1 vol. in-8. 4e édit. Cart. 6 fr.

COSTANTIN (J.), professeur au Muséum d'histoire naturelle. **Les végétaux et les milieux cosmiques.** (Adaptation, évolution). 1 vol. in-8, avec 171 grav., cart. à l'angl. 1898. 6 fr.

— **La nature tropicale,** 1 vol. in-8, avec 166 gravures. Cart. 6 fr.

— **Le transformisme appliqué à l'agriculture.** In-8. Cart. 6 fr.

DAUBRÉE, de l'Institut. **Les régions invisibles du globe et des espaces célestes.** In-8, avec 89 fig. 2e éd. Cart. 6 fr.

DE LANESSAN, professeur agrégé à la Faculté de médecine de Paris. **Introduction à la botanique** (le *Sapin*). In-8. Cart. 6 fr.

MEUNIER (Stanislas), professeur au Muséum d'histoire naturelle. **La géologie comparée.** 1 vol. in-8, avec grav. 1895. Cart. à l'angl. 6 fr.

— **La géologie expérimentale.** 1 vol. in-8, avec grav. 2e édit., 1904. Cart. à l'angl. 6 fr.

— **La géologie générale.** In-8, avec 36 grav. Cart. à l'angl. 6 fr.

VRIES (H. de). **Espèces et variétés.** *Leur naissance par mutation.* 1909. 1 vol. in-8. Cart. 12 fr.

Histoire naturelle de l'homme et des animaux.

BELZUNG, professeur agrégé des sciences naturelles au Lycée Charlemagne, docteur ès sciences. **Anatomie et physiologie végétales.** 1900. 1 fort vol. in-8, avec 1 700 gravures dans le texte. (Licence ès sciences) 20 fr.

BOHN (G.), directeur du laboratoire de biologie et psychologie comparée à l'école des
Hautes-Études. La nouvelle psychologie animale. 1911. 1 vol. in-16 (*Cour. par l'Institut*) .... 2 fr. 50
GRASSET, professeur à la Faculté de médecine de Montpellier. Les limites de la biologie.
1 vol. in-16. Préface de Paul BOURGET, de l'Académie française. 6e édit, 1909. 2 fr. 50
HERBERT SPENCER. Principes de biologie. 2 vol. in-8. 6e édit. .... 20 fr.
HUXLEY (Th.), de la Société royale de Londres. L'écrevisse, introduction à l'étude de la
zoologie. 1 vol. in-8, avec 89 fig. 2e éd. Cart. .... 6 fr.
LALOY (L.). Parasitisme et mutualisme dans la nature. Préface du prof. A. GIARD, de
l'Institut. 1 vol. in-8, avec 80 gravures, cart. à l'anglaise. 1906 .... 6 fr.
LE DANTEC (F.), chargé du cours de biologie générale à la Sorbonne. La crise du trans-
formisme. 2e édition, 1910. 1 vol. in-16 .... 3 fr. 50
— Traité de biologie. 2e éd., 1906. 1 vol. gr. in-8, avec 101 grav. .... 15 fr.
LUBBOCK (Sir John). Les sens et l'instinct chez les animaux, principalement chez les
insectes. 1 vol. in-8, avec grav. Cart. .... 6 fr.
PERRIER (Edm.), de l'Institut, directeur du Muséum. La philosophie zoologique avant
Darwin. 1 vol. in-8. 3e édit. 1896. Cart. .... 6 fr.
QUATREFAGES (de), de l'Institut. L'espèce humaine. 1 vol. in-8. 15e édit., 1911. Cart. 6 fr.
— Darwin et ses précurseurs français. 2e édit., 1892. In-8, cart. .... 6 fr.
— Les émules de Darwin, avec préface de MM. PERRIER et HAMY, de l'Institut. 1893. 2 vol.
in-8. Cart. .... 12 fr.
ROCHÉ (G.), inspecteur général des Pêches maritimes. La culture des mers en Europe.
1898. 1 vol. in-8, avec 81 grav., cart. à l'angl. .... 6 fr.
SCHMIDT (O.), professeur à l'Université de Strasbourg. Les mammifères dans leurs rapports avec leurs ancêtres géologiques. 1887. 1 vol. in-8, avec 51 fig. Cart. .... 6 fr.
TAUSSAT (J.). Le monisme et l'animisme. Leur valeur comme hypothèses dans le transformisme. 1 vol. in-16 .... 2 fr. 50
VAN BENEDEN. Les commensaux et les parasites dans le règne animal. 1 vol. in-8, avec
figures. 4e édit. Cart. .... 6 fr.

Anthropologie.

BRUNACHE. Le centre de l'Afrique. *Autour du Tchad.* In-8, avec grav. Cart. .... 6 fr.
CARTAILHAC. La France préhistorique. In-8. 2e édit., avec grav. Cart. .... 6 fr.
COLAJANNI (N.), Latins et Anglo-Saxons. *Races supérieures et races inférieures.* Trad.
de l'italien par J. DUBOIS. 1 vol. in-8. Cart. à l'angl. 1906 .... 9 fr.
L'École d'anthropologie de Paris (1876-1906), avec portrait de Paul BROCA. 1 vol. gr.
in-8 .... 10 fr.
GROSSE. Les débuts de l'art. 1901. In-8, avec gravures .... 6 fr.
MODESTOV (B.). Introduction à l'histoire romaine. *L'ethnologie préhistorique. Les
influences civilisatrices à l'époque préromaine et les commencements de Rome.* Traduit du
russe par Michel DELINES. Préface de M. Salomon REINACH, de l'Institut. 1 vol. in-4,
avec 39 planches hors texte et 30 fig. .... 15 fr.
MORIN-JEAN, archéologue. Archéologie de la Gaule et des pays circonvoisins. 1 vol.
in-8 avec 73 fig. et 26 pl. hors texte. 1908. .... 6 fr.
MORTILLET (G. de), professeur à l'École d'anthropologie. La formation de la nation
française. 2e édit., 1900. 1 vol. in-8, avec 150 grav. et 18 cartes. Cartonné à l'angl. 6 fr.
PIÉTRÉMENT. Les chevaux dans les temps historiques et préhistoriques. In-8. .... 6 fr.
TOPINARD. L'homme dans la nature. In-8. Cart. .... 6 fr.
Revue anthropologique (Voir p. 31).

Anthropologie criminelle.

AUBRY (Dr P.). La contagion du meurtre. 3e édit., 1896. 1 vol. in-8 .... 5 fr.
DUPRAT (G.-L.), directeur du laboratoire de psychologie expérimentale d'Aix-en-Provence.
La criminalité dans l'adolescence. *Causes et remèdes d'un mal social actuel.* 1 vol. in-8.
Cartonné (*Couronné par l'Institut*) .... 6 fr.
FÉRÉ (Ch.). Dégénérescence et criminalité. 4e éd., 1907. 1 v. in-18, avec 21 graphiques. 2 fr. 50
FERRI (Enrico), prof. à l'Université de Rome. La sociologie criminelle. 1906. in-8. 10 fr.
— Les criminels dans l'art et la littérature. 3e édit., 1908. 1 vol. in-16 .... 2 fr. 50
FLEURY (Dr Maurice de). L'Ame du criminel. In-18. 2e édit., 1907 .... 2 fr. 50
GAROFALO, président à la Cour d'appel de Naples. La criminologie. 1 vol. in-8, 5e édit.,
1905 .... 7 fr. 50
LASSERRE (E.). Les délinquants passionnels. 1908. 1 vol. in-18 .... 2 fr.
LOMBROSO, professeur à l'Université de Turin. L'homme criminel (criminel-né, fou-moral,
épileptique), 2e édit., 1895. 2 vol. in-8, avec atlas .... 36 fr.
— Le crime. *Causes et remèdes.* 2e édit., 1906. 1 vol. in-8 .... 10 fr.
— L'homme de génie. 4e édit., 1909. 1 vol. in-8, avec 15 planches hors texte .... 10 fr.
— et FERRERO. La femme criminelle et la prostituée. In-8, avec 13 pl. hors texte. 15 fr.
— et LASCHI. Le crime politique et les révolutions. 2 vol. in-8, avec pl. hors texte. 15 fr.

PROAL (Louis), conseiller à la Cour de Paris. **La criminalité politique.** 2e édition, augmentée d'une préface nouvelle. 1908. 1 vol. in-8 .... 5 fr.
— **Le crime et la peine.** 4e édit., 1911. 1 vol. in-8.. 10 fr.
— **Le crime et le suicide passionnels.** 1900. 1 vol. in-8.................................. 10 fr.
SIGHELE. **La foule criminelle.** 2e édit., 1910. 1 vol. in-8.................................. 5 fr.
TARDE (G.), de l'Institut. **La criminalité comparée.** 7e édit., 1910. 1 vol. in-18... 2 fr. 50
TARNOWSKY (Dr Pauline). **Les femmes homicides.** 1 fort vol. gr. in-8, avec 40 pl. hors texte et 8 tableaux anthropométriques. 1908.. 15 fr.

Hypnotisme et magnétisme. — Sciences occultes.

BINET. **La psychologie du raisonnement,** étude expérimentale par l'hypnotisme. 4e édit., 1907. 1 vol. in-18 .... 2 fr. 50
— et FÉRÉ. **Le magnétisme animal.** 5e éd., 1908. In-8................................... 6 fr.
BOIRAC (E.), recteur de l'Académie de Dijon. **La psychologie inconnue.** Introduction et contribution à l'étude expérimentale des sciences psychiques. 1903. 1 vol. in-8.... 5 fr.
DU POTET. **Traité complet de magnétisme.** 5e éd. 1 vol. in-8....................... 8 fr.
— **Manuel de l'étudiant magnétiseur.** 8e édit. In-18................................... 3 fr. 50
— **Le magnétisme opposé à la médecine.** In-8.. 6 fr.
DURAND DE GROS. **Le Merveilleux scientifique.** Mesmérisme, Braidisme, Fario-Grimisme. 1894. 1 vol. grand in-8.. 6 fr.
— **Les mystères de la suggestion.** 1 br. in-8. 1896................................... 1 fr.
ELIPHAS LÉVI. **Histoire de la magie,** avec une exposition de ses procédés, de ses rites et de ses mystères. In-8, avec 90 fig. 2e éd... 12 fr.
— **La clef des grands mystères,** suivant Hénoch, Abraham, Hermès Trismégiste et Salomon. Nouvelle édition, avec gravures. 1 vol. in-8... 12 fr.
— **Dogme et rituel de la haute magie.** 5e édit., 1910. 2 vol. in-8, avec 24 fig........ 18 fr.
— **La science des esprits,** révélation du dogme secret des cabalistes, esprit occulte des Évangiles, appréciations des doctrines et des phénomènes spirites. Nouvelle édition, 1909. 1 vol. in-8 .... 7 fr.
ENCAUSSE (Papus). **L'occultisme et le spiritualisme.** 3e édit., 1911. 1 vol. in-16. 2 fr. 50
GELEY (G.). **L'être subconscient.** 1 vol. in-12. 3e éd., 1911....................... 2 fr. 50
HESNARD (Dr). **Les troubles de la personnalité dans les états d'asthénie psychique.** Préface de M. le Prof. Régis. 1909. 1 vol. gr. in-8.................................... 6 fr.
JANET (Pierre). **L'automatisme psychologique.** 1 vol. in-8. 6e édit. 1910......... 7 fr. 50
JASTROW (J.). **La subconscience.** Préface de M. le Dr P. Janet. 1908. 1 vol. in-8. 7 fr. 50
LAFONTAINE. **L'art de magnétiser,** ou le magnétisme vital au point de vue théorique, pratique et thérapeutique. 7e édit. in-8... 5 fr.
— **Mémoires d'un magnétiseur.** 2 vol. in-18.. 7 fr.
MAXWELL (J.), docteur en médecine, substitut au tribunal de la Seine. **Les phénomènes psychiques.** Recherches, observations, méthodes. Préface du professeur Ch. Richet. 4e édit., revue 1909. 1 vol. in-8.. 5 fr.
MESMER. **Mémoires et aphorismes,** suivis des procédés de d'Eslon. Nouv. édit., avec des notes par J.-J.-A. Ricard. In-18.. 2 fr. 50
MYERS. **La personnalité humaine.** *Sa survivance.* 3e édit. 1910. 1 vol. in-8..... 7 fr. 50
NIZET (A.). **L'Hypnotisme,** étude critique. 1 vol. in-12, 2e éd..................... 2 fr. 50
WUNDT. **Hypnotisme et suggestion.** 4e éd. 1909. 1 vol. in-18..................... 2 fr. 50

Histoire des sciences.

BOUCHUT, prof. agrégé à la Fac. de méd. de Paris. **Histoire de la médecine et des doctrines médicales.** 2 vol. in-8.. 16 fr.
FIGARD (L.), docteur ès lettres. **Un médecin philosophe au XVIe siècle.** *Jean Fernel.* 1903. 1 vol. in-8 .... 7 fr. 50
MAINDRON (E.). **L'Académie des sciences.** *Histoire de l'Académie; fondation de l'Institut national; Bonaparte, membre de l'Institut.* 1 fort vol. grand in-8, avec 53 gravures dans le texte, portraits, plans, etc., 8 planches hors texte et 2 autographes................ 12 fr.
NICAISE, de l'Académie de médecine. **La grande Chirurgie de Guy de Chauliac,** chirurgien, maître en médecine de l'Université de Montpellier, composée en l'an 1363, *revue et collationnée sur les manuscrits et imprimés latins et français,* avec gravures, notes, une introd. sur le moyen âge, sur la vie et les œuvres de Guy de Chauliac, un glossaire et une table alphab. 1 fort vol. grand in-8. 1891.................................. 28 fr.
— **Traité de chirurgie de Henri de Mondeville,** d'après les manuscrits du XIVe siècle. 1 vol. grand in-8, avec introd. et notes. 1892.................................... 28 fr.
— **Chirurgie de Pierre-Franco de Turriers** en Provence, composée en 1561, avec une introd. historique, une biographie et l'histoire du collège de chirurgie. 1 vol. gr. in-8, avec gravures. 1894.. 20 fr.
PILASTRE. **Malgaigne.** *Sa vie et ses idées.* 1 vol. in-8............................ 5 fr.
TANNERY (P.). **Pour la science hellène,** de Thalès à Empédocle. 1 vol. in-8.... 7 fr. 50

BIBLIOTHÈQUE SCIENTIFIQUE
INTERNATIONALE

(L'astérisque indique les ouvrages adoptés par le ministère de l'Instruction publique).

VOLUMES IN-8, CARTONNÉS A L'ANGLAISE; OUVRAGES A 6, 9 ET 12 FRANCS,

Derniers volumes parus (1910-1911) :

PEARSON. La Grammaire de la Science (*Physique*). 1 vol. in-8. Trad. de l'anglais, par Lucien March......... 12 fr.

CYON (E. de). L'oreille. *Organe d'orientation dans le temps et dans l'espace.* 1 vol. in-8 avec 45 grav. dans le texte, 3 planches hors texte et 1 portrait de Flourens....... 6 fr.

ANDRADE (J.), professeur à la Faculté des sciences de Besançon. Le Mouvement. *Mesures de l'étendue et mesures du temps.* 1 vol. in-8, avec 46 fig. dans le texte.. 6 fr.

CUÉNOT (L.), professeur à la Faculté des sciences de Nancy. * La Genèse des espèces animales. 1 vol. in-8 avec 123 grav. dans le texte.......... 12 fr.

ROUBINOVITCH (Dr J.), médecin en chef de l'hospice de Bicêtre. * Aliénés et anormaux. 1 vol. in-8 avec 63 gravures.......... 6 fr.

LE DANTEC (F.), chargé de cours à la Sorbonne. La Stabilité de la vie. *Étude énergétique de l'évolution des espèces.* 1 vol. in-8.......... 6 fr.

PRÉCÉDEMMENT PUBLIÉS :

ANGOT (A.), directeur du Bureau météorologique. * Les Aurores polaires. 1 vol. in-8, avec figures.......... 6 fr.

ARLOING, prof. à l'Ecole de médecine de Lyon. * Les Virus. 1 vol. in-8.......... 6 fr.

BAGEHOT. * Lois scientifiques du développement des nations. 1 vol. in-8. 7e éd... 6 fr.

BAIN. * L'Esprit et le Corps. 1 vol. in-8. 6e édition.......... 6 fr.

— * La Science de l'éducation. 1 vol. in-8. 11e édition.......... 6 fr.

BALFOUR STEWART. * La Conservation de l'énergie, avec fig. 1 vol. in-8. 6e édit.. 6 fr.

BERNSTEIN. * Les Sens. 1 vol. in-8, avec 91 figures. 5e édition.......... 6 fr.

BERTHELOT, de l'Institut. * La Synthèse chimique. 1 vol. in-8. 8e édition.......... 6 fr.

— * La Révolution chimique, Lavoisier. 1 vol. in-8. 2e éd.......... 6 fr.

BINET. * Les Altérations de la personnalité. 1 vol. in-8. 2e édition.......... 6 fr.

BINET et FÉRÉ. * Le Magnétisme animal. 1 vol. in-8. 5e édition.......... 6 fr.

BLASERNA et HELMHOLTZ. * Le Son et la Musique. 1 vol. in-8. 5e édition....... 6 fr.

BOURDEAU (L.). Histoire de l'habillement et de la parure. 1 vol. in-8.......... 6 fr.

BRUNACHE (P.). * Le Centre de l'Afrique. Autour du Tchad. 1 vol. in-8, avec figures.......... 6 fr.

CANDOLLE (de). * L'Origine des plantes cultivées. 1 vol. in-8. 4e édition.......... 6 fr.

CARTAILHAC (E.). La France préhistorique, d'après les sépultures et les monuments. 1 vol. in-8, avec 162 figures. 2e édition.......... 6 fr.

CHARLTON BASTIAN. * Le Cerveau, organe de la pensée chez l'homme et chez les animaux. 2 vol. in-8, avec figures. 2e édition.......... 12 fr.

— L'Évolution de la vie. 1 vol. in-8, avec fig. et pl.......... 6 fr.

COLAJANNI (N.). * Latins et Anglo-Saxons. 1 vol. in-8.......... 9 fr.

CONSTANTIN (le Capitaine). Le rôle sociologique de la guerre et le sentiment national. Suivi de la traduction de *La guerre, moyen de sélection collective*, par le Dr Steinmetz. 1 vol in-8.......... 6 fr.

COOKE et BERKELEY. * Les Champignons. 1 vol. in-8, avec figures. 4e édition... 6 fr.

COSTANTIN (J.), prof. au Muséum. * Les Végétaux et les Milieux cosmiques (adaptation, évolution). 1 vol. in-8, avec 171 gravures.......... 6 fr.

— * La Nature tropicale. 1 vol. in-8, avec gravures.......... 6 fr.

— * Le Transformisme appliqué à l'agriculture. 1 vol. in-8, avec 105 gravures.. 6 fr.

DAUBRÉE, de l'Institut. Les Régions invisibles du globe et des espaces célestes. 1 vol. in-8, avec 85 fig. dans le texte. 2e édition.......... 6 fr.

DEMENY (G.). * Les bases scientifiques de l'éducation physique. 1 vol. in-8, avec 198 gravures. 5e édition.......... 6 fr.

— Mécanisme et éducation des mouvements. 1 vol. in-8, avec 565 gravures. 2e édit. 9 fr.

DEMOOR, MASSART et VANDERVELDE. * L'évolution régressive en biologie et en sociologie. 1 vol. in-8, avec gravures.......... 6 fr.

DRAPER. Les Conflits de la science et de la religion. 1 vol. in-8. 12e édition....... 6 fr.

DUMONT (L.). * Théorie scientifique de la sensibilité. 1 vol. in-8. 4e édition....... 6 fr.

GELLÉ (E.-M.). *L'audition et ses organes. 1 vol. in-8, avec gravures..... 6 fr.
GRASSET (J.), prof. à la Faculté de médecine de Montpellier. — Les Maladies de l'orientation et de l'équilibre. 1 vol. in-8, avec gravures..... 6 fr.
GROSSE (E.). *Les débuts de l'art. 1 vol. in-8, avec gravures..... 6 fr.
GUIGNET et GARNIER. *La Céramique ancienne et moderne. 1 vol. in-8, avec gravures..... 6 fr.
HERBERT SPENCER. *Les Bases de la morale évolutionniste. 1 vol. in-8. 6e édit. 6 fr.
— *La Science sociale. 1 vol. in-8. 14e édition..... 6 fr.
HUXLEY. *L'Écrevisse, introduction à l'étude de la Zoologie. 1 vol. in-8, avec figures. 2e édition..... 6 fr.
JACCARD, professeur à l'Académie de Neuchâtel (Suisse). *Le pétrole, le bitume et l'asphalte au point de vue géologique. 1 vol. in-8, avec figures..... 6 fr.
JAVAL (E.), de l'Académie de médecine. *Physiologie de la lecture et de l'écriture. 1 vol. in-8, avec 96 gravures. 2e édition..... 6 fr.
LAGRANGE (F.). *Physiologie des exercices du corps. 1 vol. in-8. 10e édition... 6 fr.
LALOY (L.). *Parasitisme et mutualisme dans la nature. Préface du Prof. A. GIARD, de l'Institut. 1 vol. in-8, avec 82 gravures..... 6 fr.
LANESSAN (DE). *Introduction à l'Étude de la botanique (le Sapin). 1 vol. in-8. 2e édition, avec 143 figures..... 6 fr.
— *Principes de colonisation. 1 vol. in-8..... 6 fr.
LE DANTEC, chargé de cours à la Sorbonne. *Théorie nouvelle de la vie. 4e édit. 1 vol. in-8, avec figures..... 6 fr.
— L'évolution individuelle et l'hérédité. 1 vol. in-8..... 6 fr.
— Les lois naturelles. 1 vol. in-8, avec gravures..... 6 fr.
LOEB, professeur à l'Université Berkeley. *La dynamique des phénomènes de la vie. Traduit de l'allemand par MM. DAUDIN et SCHAEFFER, agrégés de l'Université, préface de M. le prof. A. GIARD, de l'Institut. 1 vol. in-8 avec fig..... 9 fr.
LUBBOCK (SIR JOHN). *Les Sens et l'instinct chez les animaux, principalement chez les insectes. 1 vol. in-8, avec 150 figures..... 6 fr.
MALMEJAC (F.). L'eau dans l'alimentation. 1 vol. in-8, avec fig..... 6 fr.
MAUDSLEY. *Le Crime et la Folie. 1 vol. in-8. 7e édition..... 6 fr.
MEUNIER (Stan.), professeur au Muséum. — *La Géologie comparée. 1 vol. in-8, avec gravures. 2e édition..... 6 fr.
— *La Géologie générale. 1 vol. in-8, avec gravures. 2e édit..... 6 fr.
— *La Géologie expérimentale. 1 vol. in-8, avec gravures. 2e édit..... 6 fr.
MEYER (de). *Les Organes de la parole et leur emploi pour la formation des sons du langage. 1 vol. in-8, avec 51 gravures..... 6 fr.
MORTILLET (G. de). *Formation de la Nation française. 2e édit. 1 vol. in-8, avec 150 gravures et 18 cartes..... 6 fr.
MOSSO (A.), professeur à l'Univ. de Turin. *Les exercices physiques et le développement intellectuel. 1 vol. in-8..... 6 fr.
NIEWENGLOWSKI (H.). *La photographie et la photochimie. 1 vol. in-8, avec gravures et une planche hors texte..... 6 fr.
NORMAN LOCKYER. *L'Évolution inorganique. 1 vol. in-8 avec gravures..... 6 fr.
PERRIER (Edm.), de l'Institut. La Philosophie zoologique avant Darwin. 1 vol. in-8. 3e édition..... 6 fr.
PETTIGREW. *La Locomotion chez les animaux, marche, natation et vol. 1 vol. in-8, avec figures. 2e édition..... 6 fr.
QUATREFAGES (DE), de l'Institut. *L'Espèce humaine. 1 vol. in-8. 15e édit..... 6 fr.
— *Darwin et ses précurseurs français. 1 vol. in-8. 2e édit. refondue..... 6 fr.
— *Les Émules de Darwin. 2 vol. in-8, avec préfaces de MM. Ed. PERRIER et HAMY. 12 fr.
RICHET (Ch.), professeur à la Faculté de médecine de Paris. La Chaleur animale. 1 vol. in-8, avec figures..... 6 fr.
ROCHÉ (G.). *La Culture des Mers (piscifacture, pisciculture, ostréiculture). 1 vol. in-8, avec 81 gravures..... 6 fr.
SCHMIDT (O.). *Les Mammifères dans leurs rapports avec leurs ancêtres géologiques. 1 vol. in-8, avec 51 figures..... 6 fr.
SCHUTZENBERGER, de l'Institut. *Les Fermentations. 1 vol. in-8. 6e édition..... 6 fr.
SECCHI (le Père). *Les Étoiles. 2 vol. in-8, avec fig. et pl. 3e édition..... 12 fr.
STALLO. *La Matière et la Physique moderne. 1 vol. in-8. 3e édition..... 6 fr.
STARCKE. *La Famille primitive. 1 vol. in-8..... 6 fr.
THURSTON (R.). *Histoire de la machine à vapeur. 2 vol. in-8, avec 140 figures et 16 planches hors texte. 3e édition..... 12 fr.
TOPINARD. L'Homme dans la Nature. 1 vol. in-8, avec figures..... 6 fr.
VAN BENEDEN. *Les Commensaux et les Parasites dans le règne animal. 1 vol. in-8, avec figures. 4e édition..... 6 fr.
VRIES (Hugo de). Espèces et Variétés, trad. de l'allemand par L. BLARINGHEM, chargé d'un cours à la Sorbonne, avec préface. 1 vol. in-8..... 12 fr.
WHITNEY. *La Vie du Langage. 1 vol. in-8. 4e édition..... 6 fr.
WURTZ, de l'Institut. *La Théorie atomique. 1 vol. in-8. 10e édition..... 6 fr.

LISTE PAR ORDRE DE MATIÈRES

DES VOLUMES

DE LA BIBLIOTHÈQUE SCIENTIFIQUE

INTERNATIONALE

Volumes in-8, cartonnés à l'anglaise à 6, 9 et 12 francs.

SCIENCES SOCIALES

* Introd. à la science sociale, par HERBERT SPENCER. 1 vol. in-8. 14e éd............ 6 fr.
* Les Bases de la morale évolutionniste, par HERBERT SPENCER. 1 vol. in-8. 6e édit.. 6 fr.
Les Conflits de la science et de la religion, par DRAPER, professeur à l'Université de New-York. 1 vol. in-8. 12e édit..................... 6 fr.
* Le Crime et la Folie, par H. MAUDSLEY, professeur de médecine légale à l'Université de Londres. 1 vol. in-8. 7e édit..................... 6 fr.
* La Science de l'éducation, par ALEX. BAIN, professeur à l'Université d'Aberdeen (Écosse). 1 vol. in-8. 11e édit..................... 6 fr.
* Lois scientifiques du développement des nations, par W. BAGEHOT. 1 vol. in-8. 7e édit. 6 fr.
* Histoire de l'habillement et de la parure, par L. BOURDEAU. 1 vol. in-8............ 6 fr.
* La Vie du langage, par D. WHITNEY, professeur de philologie comparée à Yale-College de Boston (États-Unis). 1 vol. in-8. 3e édit..................... 6 fr.
* La Famille primitive, par J. STARCKE, prof. à l'Univ. de Copenhague. 1 vol. in-8.... 6 fr.
* Principes de colonisation, par J.-L. DE LANESSAN, prof. agrégé à la Faculté de médecine de Paris, ancien gouverneur de l'Indo-Chine. 1 vol. in-8..................... 6 fr.
Le rôle sociologique de la guerre, par le capitaine CONSTANTIN, suivi de la traduction de *La Guerre, moyen de sélection collective*, par le prof. STEINMETZ. 1 vol. in-8...... 6 fr.

PHYSIOLOGIE

* La Locomotion chez les animaux (marche, natation et vol), par J.-B. PETTIGREW, professeur au College royal de chirurgie d'Édimbourg (Écosse). 1 vol. in-8, avec 140 figures dans le texte. 2e édit..................... 6 fr.
L'oreille. *Organe d'orientation dans le temps et dans l'espace*, par E. DE CYON. 1 vol. in-8, avec 45 fig. dans le texte, 3 pl. hors texte et 1 portrait de Flourens............ 6 fr.
* Les Sens, par BERNSTEIN, professeur de physiologie à l'Université de Halle (Prusse). 1 vol. in-8, avec 91 figures dans le texte. 4e édit..................... 6 fr.
* Les Organes de la parole, par H. DE MEYER, professeur à l'Université de Zurich, traduit de l'allemand et précédé d'une introduction sur l'*Enseignement de la parole aux sourds-muets*, par O. CLAVEAU, inspecteur général des établissements de bienfaisance. 1 vol. in-8, avec 51 grav..................... 6 fr.
* Physiologie des exercices du corps, par le docteur F. LAGRANGE. 1 vol. in-8. 10e édit. (Ouvrage couronné par l'Institut)..................... 6 fr.
La Chaleur animale, par CH. RICHET, professeur de physiologie à la Faculté de médecine de Paris. 1 vol. in-8, avec figures dans le texte..................... 6 fr.
* Les Virus, par M. ARLOING, professeur à la Faculté de médecine de Lyon, directeur de l'École vétérinaire. 1 vol. in-8, avec fig..................... 6 fr.
* Théorie nouvelle de la vie, par F. LE DANTEC, chargé du cours d'embryologie générale à la Sorbonne. 4e édit. Revue. 1 vol. in-8, avec figures..................... 6 fr.
L'évolution individuelle et l'hérédité, par *le même*. 1 vol. in-8..................... 6 fr.
L'évolution de la vie, par CHARLTON BASTIAN, professeur à University Collège de Londres, traduction et avant-propos par H. DE VARIGNY, docteur ès sciences naturelles, avec la collaboration de Mlle G. DE VARIGNY. 1 vol. in-8, avec 12 fig. dans le texte et 12 planches hors texte..................... 6 fr.
La stabilité de la vie. *Étude énergétique de l'évolution des espèces*, par F. LE DANTEC, chargé de Cours à la Sorbonne. 1 vol. in-8..................... 6 fr.
Aliénés et anormaux, par le Dr J. ROUBINOVITCH, médecin en chef de l'hospice de Bicêtre. 1 vol. in-8, avec gravures..................... 6 fr.
* L'audition et ses organes, par le Dr E.-M. GELLÉ, membre de la Société de biologie. 1 vol. in-8, avec grav..................... 6 fr.
* Les bases scientifiques de l'éducation physique, par G. DEMENY, chargé du cours d'éducation physique de la Ville de Paris. 1 vol. in-8, avec 196 grav. 4e édit......... 6 fr.

Mécanisme et éducation des mouvements, par *le même*. 1 vol. in-8, avec 565 gravures, 3° édit. Revue et augmentée.. 9 fr.

* Les exercices physiques et le développement intellectuel, par A. Mosso, professeur à l'Université de Turin. 1 vol. in-8.. 6 fr.

* Physiologie de la lecture et de l'écriture, par le Dr E. Javal, membre de l'Académie de médecine. 1 vol. in-8, avec gravures. 2° édit.. 6 fr.

PHILOSOPHIE SCIENTIFIQUE

* Le Cerveau et la Pensée chez l'homme et les animaux, par Charlton Bastian, prof. à l'Univ. de Londres. 2 vol. in-8, avec 184 fig. 2° édit.................................... 12 fr.

Les Maladies de l'orientation et de l'équilibre, par J. Grasset, professeur à la Faculté de médecine de Montpellier. 1 vol. in-8, avec gravures................................... 6 fr.

* Le Crime et la Folie, par H. Maudsley, prof. à l'Univ. de Londres. In-8, 6° éd.... 6 fr.

* L'Esprit et le Corps, considérés au point de vue de leurs relations, suivi d'études sur les *Erreurs généralement répandues au sujet de l'esprit*, par Alex. Bain, prof. à l'Université d'Aberdeen (Écosse). 1 vol. in-8. 6° éd.. 6 fr.

* Théorie scientifique de la sensibilité : *le Plaisir et la Douleur*, par Léon Dumont. 1 vol. in-8. 3° édit.. 6 fr.

* La Matière et la Physique moderne, par Stallo, précédé d'une préface par M. Ch. Friedel, de l'Institut. 1 vol. in-8. 2° édit.. 6 fr.

Le Magnétisme animal, par Alf. Binet et Ch. Féré. 1 vol. in-8, 5° édit............ 6 fr.

* L'Évolution régressive en biologie et en sociologie, par Demoor, Massart et Vandervelde, prof. des Univ. de Bruxelles. 1 vol. in-8, avec grav...................... 6 fr.

* Les Altérations de la personnalité, par Alf. Binet, directeur du laboratoire de psychologie à la Sorbonne. In-8, avec gravures.. 6 fr.

Les lois naturelles, *réflexions d'un biologiste sur les sciences*, par F. Le Dantec, chargé de cours à la Sorbonne. 1 vol. in-8, avec gravures................................. 6 fr.

La dynamique des phénomènes de la vie, par le P^r Lœb. Traduit de l'allemand par MM. Daudin et Schæffer. 1 vol. in-8, avec gravures.................................... 9 fr.

ANTHROPOLOGIE

* L'Espèce humaine, par A. de Quatrefages, de l'Institut. 1 vol. in-8. 15° édit...... 6 fr.

* Ch. Darwin et ses précurseurs français, par *le même*. 1 vol. in-8. 2° édition......... 6 fr.

* Les Émules de Darwin, par *le même*, avec une préface de M. Edm. Perrier, de l'Institut, et une notice sur la vie et les travaux de l'auteur par E.-T. Hamy, de l'Institut. 2 vol. in-8... 12 fr.

Latins et Anglo-Saxons. *Races supérieures et races inférieures*, par N. Colajani, prof. à l'Université de Naples. Trad. de l'italien par J. Dubois, agrégé de l'Université. 1 vol in-8... 9 fr.

La France préhistorique, par E. Cartailhac. In-8, avec 150 grav. 2° édit............ 6 fr.

* L'Homme dans la Nature, par Topinard. 1 vol. in-8, avec 101 grav................ 6 fr.

* Le centre de l'Afrique. Autour du Tchad, par P. Brunache, administrateur à Aïn-Fezza (Algérie). 1 vol. in-8, avec gravures.. 6 fr.

* Formation de la Nation française, par G. de Mortillet, professeur à l'École d'anthropologie. In-8, avec 150 grav. et 18 cartes. 2° édit.. 6 fr.

ZOOLOGIE

La genèse des espèces animales, par L. Cuénot, professeur à la Faculté des sciences de Nancy. 1 vol. in-8, avec 123 fig. dans le texte.. 12 fr.

* Les Mammifères dans leurs rapports avec leurs ancêtres géologiques, par O. Schmidt, professeur à l'Université de Strasbourg. 1 vol. in-8, avec 51 figures dans le texte... 6 fr.

* Les Sens et l'instinct chez les animaux, et principalement chez les insectes, par Sir John Lubbock. 1 vol. in-8, avec grav.. 6 fr.

* L'Écrevisse, introduction à l'étude de la zoologie, par Th.-H. Huxley, membre de la Société royale de Londres. 1 vol. in-8, avec 82 grav... 6 fr.

* Les Commensaux et les Parasites dans le règne animal, par P.-J. Van Beneden, professeur à l'Université de Louvain (Belgique). 1 vol. in-8, avec 82 figures dans le texte. 3° édit.. 6 fr.

* La Philosophie zoologique avant Darwin, par Edm. Perrier, de l'Institut, directeur du Muséum. 1 vol. in-8. 2° édit... 6 fr.

* La Culture des mers en Europe (Pisciculture, piscifacture, ostréiculture), par G. Roché, insp. gén. des pêches maritimes. In-8, avec 81 grav.. 6 fr.

* Parasitisme et mutualisme dans la nature, par le Dr Laloy, bibliothécaire de l'Académie de médecine, préface de M. le professeur A. Giard, de l'Institut. 1 vol. in-8, avec 82 gravures.. 6 fr.

BOTANIQUE

* **Les Champignons**, par COOKE et BERKELEY. 1 vol. in-8, avec 110 fig. 4e éd........ 6 fr.
* **L'Origine des plantes cultivées**, par A. DE CANDOLLE. 1 vol. in-8. 4e édit.......... 6 fr.
* **Introduction à l'étude de la botanique** (*le Sapin*), par J.-L. DE LANESSAN, professeur agrégé à la Faculté de médecine de Paris. 1 vol. in-8. 2e édit., avec figures dans le texte................ 6 fr.
Espèces et Variétés. Leur naissance par mutation, par H. DE VRIES, traduit de l'anglais par L. BLARINGHEM, docteur ès sciences, chargé d'un cours de biologie agricole à la Sorbonne. 1 vol. in-8................ 12 fr.
* **Les Végétaux et les milieux cosmiques** (adaptation, évolution), par J. COSTANTIN, professeur au Muséum. 1 vol. in-8, avec 171 figures.............. 6 fr.
* **La Nature tropicale**, par *le même*. 1 vol. in-8, avec fig............ 6 fr.
* **Le transformisme appliqué à l'agriculture**, par *le même*. 1 vol. in-8, avec 105 grav. 6 fr.

GÉOLOGIE

* **Les Régions invisibles du globe et des espaces célestes**, par A. DAUBRÉE, de l'Institut. 1 vol. in-8, 2e édit., avec 89 gravures............ 6 fr.
* **Le Pétrole, le Bitume et l'Asphalte**, par M. JACCARD, professeur à l'Académie de Neuchâtel (Suisse). 1 vol. in-8, avec figures............ 6 fr.
* **La Géologie comparée**, par STANISLAS MEUNIER, professeur au Muséum. 1 vol. in-8, avec figures............ 6 fr.
* **La Géologie expérimentale**, par *le même*. 1 vol. in-8, avec fig.......... 6 fr.
* **La Géologie générale**, par *le même*. 2e édit. In-8, avec grav............ 6 fr.

CHIMIE

* **Les Fermentations**, par P. SCHUTZENBERGER, de l'Institut. In-8. 6e éd............ 6 fr.
* **La Synthèse chimique**, par M. BERTHELOT, secrétaire perpétuel de l'Académie des sciences. 1 vol. in-8. 8e édit............ 6 fr.
* **La Théorie atomique**, par AD. WURTZ, membre de l'Institut. 1 vol. in-8. 9e édit., précédée d'une introduction sur *la Vie et les Travaux* de l'auteur, par M. CH. FRIEDEL, de l'Institut............ 6 fr.
* **La Révolution chimique** (*Lavoisier*), par M. BERTHELOT. 1 vol. in-8. 2e éd......... 6 fr.
* **La Photographie et la Photochimie**, par H. NIEWENGLOWSKI. 1 vol. avec gravures et une planche hors texte............ 6 fr.
* **L'eau dans l'alimentation**, par F. MALMÉJAC, docteur en pharmacie, pharmacien-major de l'armée. 1 vol. in-8, avec grav............ 6 fr.

ASTRONOMIE — MÉCANIQUE

* **Histoire de la Machine à vapeur, de la Locomotive et des Bateaux à vapeur**, par R. THURSTON, professeur à l'Institut technique de Hoboken (New-York). 2 vol. in-8, avec 160 fig. et 16 pl. hors texte. 3e édit............ 12 fr.
* **Les Étoiles** par le P. A. SECCHI, directeur de l'observatoire du Collège romain. 2 vol. in-8, avec 68 figures et 16 planches. 2e édit............ 12 fr.
* **Les Aurores polaires**, par A. ANGOT, directeur du Bureau central météorologique de France. 1 vol. in-8, avec figures............ 6 fr.

PHYSIQUE

La Conservation de l'énergie, par BALFOUR STEWART, prof. de physique au collège Owens de Manchester (Angleterre). 1 vol. in-8, avec fig. 6e édit............ 6 fr.
Le mouvement. *Mesures de l'étendue et mesures du temps*, par J. ANDRADE, professeur à la Faculté des sciences de Besançon. 1 vol. in-8, avec 46 figures............ 6 fr.
* **La Matière et la Physique moderne**, par STALLO, précédé d'une préface par CH. FRIEDEL, membre de l'Institut. 1 vol. in-8. 3e édit............ 6 fr.
* **L'Évolution inorganique étudiée par l'analyse spectrale**, par NORMAN LOCKYER, 1 vol. in-8, avec gravures............ 6 fr.
La Grammaire de la science (*physique*), par M. PEARSON, traduit de l'anglais par LUCIEN MARCH. 1 vol. in-8, avec grav............ 12 fr.

THÉORIE DES BEAUX-ARTS

* **Les Débuts de l'art**, par E. GROSSE, professeur à l'Université de Fribourg. Préface de MARILLIER. 1 vol. in-8, avec gravures............ 6 fr.
* **Le Son et la Musique**, par P. BLASERNA, prof. à l'Univ. de Rome, suivi d'une étude sur le même sujet, par HELMHOLTZ. 1 vol. in-8, avec 41 fig. 5e éd............ 6 fr.
* **La Céramique ancienne et moderne**, par MM. GUIGNET, directeur des teintures à la Manufacture des Gobelins, et GARNIER, directeur du Musée de la Manufacture de Sèvres. 1 vol. in-8, avec grav............ 6 fr.
Histoire de l'habillement et de la parure, par L. BOURDEAU. 1 vol. in-8............ 6 fr.

LIVRES SCIENTIFIQUES

(par ordre alphabétique de noms d'auteurs)
NON CLASSÉS DANS LES SÉRIES PRÉCÉDENTES
(MÉDECINE-SCIENCES)

Récemment parus (1910-1911) :

BOECKEL (J.), chirurgien de l'hôpital civil de Strasbourg et BOECKEL (A.). Des fractures du rachis cervical sans symptômes médullaires. 1911. 1 vol. in-8, avec 20 pl. hors texte 8 fr.

DEBRÉ (Dr R.). Recherches épidémiologiques, cliniques et thérapeutiques sur la méningite cérébro-spinale. 1911. 1 vol. gr. in-8.. 4 fr.

HERPIN (Dr A.). Évolution de l'os maxillaire inférieur. 1907. Broch. gr. in-8........ 5 fr.

HOCHREUTINER (B. P. G.), docteur ès sciences. La philosophie d'un naturaliste. *Essai de synthèse du monisme mécaniste.* 1911. 1 vol. in-8.............................. 7 fr. 50

JAËLL (Mme Marie). Un nouvel état de conscience. *La coloration des sensations tactiles.* 1910. 1 vol. in-8, avec 33 planches.. 4 fr.

LABBÉ (H.), docteur ès sciences. Contribution à l'étude du métabolisme des composés ammoniacaux. 1910. 1 vol. gr. in-8... 4 fr.

— Le métabolisme d'un chien partiellement dépancréaté. 1911. 1 vol. gr. in-8...... 4 fr.

LAVOLLÉ (R.). docteur ès lettres. Les fléaux nationaux. *Dépopulation. Pornographie. Alcoolisme. Affaissement moral.* 1909. 1 v. in-16.............................. 3 fr. 50

NATHAN (Dr M.). La cellule de Kuppfer (cellule endothéliale de capilaires veineux du foie). *Ses réactions expérimentales et pathologiques.* 1908. 1 vol. gr. in-8, avec pl...... 5 fr.

ROSENTHAL (G.). L'aérobisation des microbes anaérobies. 1908. 1 vol. gr. in-8.... 5 fr.

SÉE (Dr P.). Les diastases oxydantes et réductrices des champignons. 1910. Brochure gr. in-8.. 2 fr.

Précédemment publiés :

Agronomie coloniale. (*Première réunion internationale d'*). *Compte rendu des séances et résumé des travaux.* Paris. 1906. In-8.. 10 fr.

ALEZAIS. Etudes anatomiques sur le cobaye. 1903. 1 vol. gr. in-8, avec figures.... 8 fr.

ANTHEAUME (A.). De la toxicité des alcools. In-8. 1897.......................... 3 fr. 50

AXENFELD et HUCHARD. Traité des névroses. 2e édition. 1 fort vol. in-8. 1882.. 20 fr.

BALFOUR STEWART et TAIT. L'Univers invisible. 1 vol in-8...................... 7 fr.

BARTELS. Les maladies des reins, 1 vol. in-8, avec fig........................... 7 fr. 50

BEAUREGARD (H.). Les insectes vésicants. 1 vol. gr. in-8, avec 34 pl. et 44 grav... 25 fr.

BELZUNG. Recherches sur l'ergot de seigle. In-8................................ 1 fr. 50

BÉRAUD (B.-J.). Atlas complet d'anatomie chirurgicale topographique, 109 planches sur acier, avec texte. In-4. Prix : fig. noires, relié. 60 fr. — Fig. color. relié..... 120 fr.

BERNARD (Claude), de l'Institut. Les propriétés des tissus vivants. In-8........ 2 fr. 50

BERTRAND (C.-Eg.), professeur à la Faculté des sciences de Lille. Remarques sur le Lepidodendron Hartcourtti de Wittham. 1 vol. in-8 avec planches............... 10 fr.

BOECKEL (Jules). Sur les kystes hydatiques du rein. In-8....................... 2 fr.

— Des kystes du pancréas. In-8. 1891.. 3 fr.

— Considérations sur la résection du genou. In-8. 1892........................ 1 fr. 25

— De l'ablation de l'estomac. 1903. 1 vol. in-8, avec planches................. 3 fr. 50

BOREL (V.). Nervosisme et neurasthénie. 1894. 1 vol. in-8.................... 3 fr.

BOUCHARDAT (A.). De la glycosurie ou diabète sucré, son traitement hygiénique. 2e édition. 1 vol. grand in-8... 15 fr.

— Traité d'hygiène publique et privée. 3e édition. 1 fort vol. grand in-8........ 18 fr.

BOURDEAU (Louis). Théorie des sciences. 2 vol. in-8......................... 20 fr.

— La conquête du monde animal. In-8....................................... 5 fr.

— La conquête du monde végétal. In-8...................................... 5 fr.

BOURDET (Eug.). Des maladies du caractère. In-8............................ 5 fr.

— Principes d'éducation positive. In-18..................................... 3 fr. 50

CHAUVEL, de l'Académie de médecine. Études ophtalmologiques. 1 vol. in-8. 1896.. 5 fr.

CORNIL (V.). Découvertes de Pasteur et leurs applications à l'anatomie et à l'histologie pathologique. In-8.. 1 fr.

— Des différentes espèces de néphrites. In-8................................. 3 fr. 50

— Leçons d'anatomie pathologique. 1884. 1 vol. in-8......................... 4 fr.

COURMONT (Fr.). Le cervelet et ses fonctions. 1 vol. in-8.................... 12 fr.

DALLEMAGNE (J.). Dégénérés et déséquilibrés. In-8......................... 12 fr.

DAVID. Les microbes de la bouche. in-8, 113 grav., lettre-préface de M. PASTEUR. 10 fr.

DE BOVIS. Le cancer du gros intestin, *rectum excepté.* 1901. 1 vol. in-8........ 5 fr.

DEGA (Mlle G.). Essai sur la cure préventive de l'hystérie féminine par l'éducation. 1 vol. in-8. 1898.. 3 fr.

DÉJERINE (le Prof.). Sur l'atrophie musculaire des ataxiques. In-8............... 3 fr.
DÉJERINE-KLUMPKE (Mme). Des polynévrites et des paralysies et atrophies saturnines,
   étude clinique et anat.-path. In-8, avec grav..................... 6 fr.
DESCHAMPS (d'Avallon). Compendium de pharmacie pratique. In-8............. 20 fr.
DESPAUX (A.). Causes des énergies attractives. *Magnétisme, Électricité, Gravitation*.
   1902. 1 vol. in-8.................. 5 fr.
— Genèse de la matière et de l'énergie. *Formation et fin d'un monde.* 1900. 1 vol. in-8. 4 fr.
— Explication mécanique de la matière, de l'électricité et du magnétisme. 1905. 1 vol.
   in-8.................. 4 fr.
— Explication mécanique des propriétés de la matière. *Cohésion, affinité, gravitation,* etc.
   1908. 1 vol. in-8.................. 6 fr.
DUCKWORTH. La goutte, hygiène et traitement. In-8..................... 10 fr.
DURAND-FARDEL. Traité des eaux minérales de la France et de l'étr. 3e éd. In-8. 10 fr.
DURAND DE GROS. L'Idée et le fait en biologie. In-8..................... 1 fr. 50
— Physiologie philosophique. 1 vol. in-8..................... 8 fr.
— Ontologie et psychologie physiologique. In-18..................... 3 fr. 50
— De l'hérédité dans l'épilepsie..................... 50 c.
— Les origines animales de l'homme. 1 vol. in-8..................... 5 fr.
— Genèse naturelle des formes animales. In 8..................... 1 fr. 25
DUVAL (Mathias), de l'Académie de médecine. Le placenta des rongeurs. 1 fort vol. in-4.
   avec 106 fig. et atlas de 22 pl. 1893..................... 40 fr.
— Le placenta des carnassiers. 1 fort vol. in-4 avec 46 grav. et atlas de 13 pl. 1895. 25 fr.
— Embryologie des cheiroptères. *L'ovule, la gastrula, le blastoderme et l'origine des
   annexes chez le murin.* In-8, avec 29 fig. et 5 pl., 1899..................... 15 fr.
FERRIER. De la localisation des maladies cérébrales, suivi d'un mémoire de MM. CHARCOT
   et PITRES sur *les Localisations motrices dans les hémisphères de l'écorce du cerveau.* In-8
   67 fig..................... 2 fr.
FIAUX (Louis). La prostitution cloîtrée. 1902. 1 vol. in-18..................... 3 fr.
— Le délit pénal de la contamination intersexuelle. 1907. 1 vol. in-12..................... 2 fr. 50
— La police des mœurs devant la commission extra-parlementaire du régime des mœurs.
   — Tome I et II. *Introduction. Rapports. Débats. Abolition de la police des mœurs. Le
   régime de la loi. Documents inédits.* 1907. 2 forts vol. gr. in-8. 30 fr. — Tome III. *Aver-
   tissement. Rapport général. Abolition de la police des mœurs. Le régime de la loi. Loi
   du 11 avril 1908 concernant la protection des mineurs.* 2e éd. 1910. 1 fort vol. gr. in-8. 8 fr.
— Enseignement populaire de la moralité sexuelle. 1908. Broch. in-18..................... 1 fr.
— Un nouveau régime des mœurs. Abolition de la police des mœurs. Le régime de la loi.
   1908, 1 vol. in-16..................... 3 fr. 50
— La prostitution réglementée et les pouvoirs publics dans les principaux États des
   Deux-Mondes. I. *Belgique, Russie, France et Suisse.* 1902. 1 vol. in-8..................... 5 fr.
   II. *Amérique du Nord et du Sud, Japon, Chine, Balkans, Turquie et Egypte.* 1909. 1 vol.
   in-8..................... 5 fr.
— L'intégrité intersexuelle des peuples et les gouvernements. 1910. 1 vol. gr. in-8. 10 fr.
FOREL (A.) et MAHAIN. Crime et anomalies mentales constitutionnelles. In-8.... 5 fr.
FRAISSE. Principes du diagnostic gynécologique. 1901. 1 vol. in-12, avec gravures. 5 fr.
GALIPPE (V.). Hérédité des anomalies des maxillaires et des dents. 1902. In-8.. 1 fr. 50
GAYME () Essai sur la maladie de Basedow. Gr. in-8..................... 6 fr.
GIRARD (H.). Le chlorure d'éthyle en anesthésie générale. In-8..................... 1 fr. 50
GLATZ (P.). Dyspepsie nerveuse et neurasthénie. In-12..................... 4 fr.
GUILLEMIN, professeur de physique à l'Ecole de médecine d'Alger. Génération de la voix
   et du timbre. Préf. de J. VIOLLE, de l'Institut, 2e éd. avec 122 grav. 1 vol. in-8. 10 fr.
— Les premiers éléments de l'acoustique musicale. 1904. 1 vol. in-8, avec 53 gravures. 10 fr.
HALLEZ (Paul). Morphologie générale et affinités des tubellariées. 1 vol. in-8... 2 fr.
HERZEN. Causeries physiologiques. 1899. 1 vol. in-12..................... 3 fr. 50
HUCHARD (H.). Pathogénie de la mort subite dans la fièvre typhoïde. 1 br. in-8. 1 fr. 25
HUXLEY. La physiographie, introduction à l'étude de la nature, traduit et adapté par
   M. G. LAMY, 1 vol. in-8, avec figures..................... 8 fr.
JACQUES. L'intubation du larynx. In-8..................... 2 fr. 50
JAMAIN et F. TERRIER. Manuel de pathologie et de clinique chirurgicales. 3e édition.
   4 vol. in-8..................... 32 fr.
JANOT. Rapports morbides de l'œil et de l'utérus, œil utérin. 1892. 1 br. in-8. 2 fr. 50
KOENIG (C.-J.). Étude expérimentale des canaux semi-circulaires. 1 vol. in-8. 1897. 3 fr. 50
KOVALEVSKY. L'ivrognerie, causes, traitement. In-8..................... 1 fr. 50
LABORDE (J.-V.), de l'Académie de médecine. Les tractions rythmées de la langue (trai-
   tement physiologique de la mort). 2e éd., 1897. 1 vol. in-12. avec gravures........ 5 fr.
LANCEREAUX. Traité historique et pratique de la syphilis. 2e éd. in-8............. 17 fr.
LANGLOIS (P.), professeur agrégé à la Faculté de médecine de Paris. Les capsules surrénales.
   1 vol. in-8. 1897..................... 4 fr.
LAYET (A.), prof à la Faculté de médecine de Bordeaux. La santé des Européens entre
   les tropiques. I. *Le climat. Le sol. Les agents vivants d'agression morbide.* 1906. In-8. 7 fr.

LEFEBVRE. Des déformations ostéo-articulaires, consécutives à des maladies de l'appareil pleuro-pulmonaire. In-8. 1891 .... 4 fr. 50

LE FORT (Léon), professeur à la Faculté de médecine de Paris: Œuvres complètes, publiées par le Dr LEJARS (*1895-1896*). Tome I : *Hygiène hospitalière, démographie, hygiène publique.* 1 vol. in-8. 20 fr.; — Tome II : *Chirurgie militaire, enseignement.* 1 vol. in-8. 20 fr.; — Tome III : *Chirurgie.* 1 vol. in-8 .... 20 fr.

LEMAITRE (J.), professeur au Collège de Genève. Audition colorée et phénomènes connexes observés chez des écoliers. In-12. 1900 .... 4 fr.

LÉPINE. Le ferment glycolitique et la pathogénie du diabète. In-8. 1891 .... 1 fr.

LÉVY (Dr J.). L'hémato-thérapie de la maladie de Basedow. 1908. Broch. gr. in-8. 2 fr. 50

LIEBREICH (R.). Atlas d'ophtalmoscopie. In-4, avec 12 pl. et texte. 3e éd .... 40 fr.

MAC CORMAC. Manuel de chirurgie antiseptique. In-8 .... 2 fr.

MANNHEIMER (M.). Le gâtisme au cours des états psychopatiques. 1 vol. in-8. 1897. 3 fr. 50

MARVAUD (A.), médecin inspecteur de l'armée. Les maladies du soldat, étude étiologique, épidémiologique, clinique et prophylactique. in-8. 1894 (*Cour. par l'Acad. des sciences*). 20 fr.

MAYER (A.). Essai sur la soif. 1900. 1 vol. in-8 .... 3 fr.

MICHOTTE (A.). Les signes régionaux (répartition de la sensibilité tactile). 1 vol. in-8, avec planches. 1905 .... 5 fr.

MORIN (Ch.). Structure anat. et nature des individualités du syst. nerveux, causes réflexes physio-psychiques. In-8 .... 4 fr. 50

MOURAO-PITTA. Madère, station médicale fixe. In-8, cart .... 2 fr.

MURCHISON. De la fièvre thyphoïde. 1 vol. in-8 .... 3 fr.

NÉLATON (de l'Institut). Éléments de pathologie chirurgicale. *Seconde édition complètement remaniée* par MM. les docteurs JAMAIN, PÉAN, DESPRÉS, GILETTE et HORTELOUP, chirurgiens des hôpitaux. Ouvrages complet en 6 vol. gr. in-8. avec 795 fig. dans le texte. 32 fr.

NICAISE. Des lésions de l'intestin dans les hernies. In-8 .... 3 fr.

NOÉ (Joseph). Recherche sur la vie oscillantes. 1903. 1 vol. in-8, avec figures ..... 7 fr.

PAGET (Sir James). Leçons de clinique chirurgicale. Gr. in-8 .... 8 fr.

PANSIER. Les manifestations oculaires de l'hystérie. 1892. 1 vol. in-8, 3 pl. hors texte. 4 fr.

PARISOT (P.). Études d'hygiène sur Nancy et le département de Meurthe-et-Moselle. 1893. In-8, avec 2 pl .... 1 fr. 50

PETIT (L.-H.). Des tumeurs gazeuses du cou. 1 vol. in-8 .... 3 fr.

PETIT (R.). De la tuberculose des ganglions du cou. In-8 .... 4 fr.

PHILIPPSON (J.). L'autonomie et la centralisation du système nerveux des animaux. 1 vol. in-8, avec planches. 1905 .... 5 fr.

PHILIPS. (DURAND DE GROS). Influence réciproque de la pensée, de la sensation et des mouvements végétatifs. In-8 .... 1 fr.

POUCHET (G.). Charles Robin, sa vie et son œuvre. In-8 .... 3 fr. 50

REBLAUD (Th.). Des cystites non tuberculeuses chez la femme. 1 vol. in-8 ...... 4 fr.

REISS (R. A.), docteur ès sciences, prof. à l'Univ. de Lausanne. Manuel de police scientifique. (*Technique*). Tome I. *Vols et homicides*, préface de L. LÉPINE, préfet de police de Paris. 1911. 1 vol. gr. in-8, avec 149 fig .... 15 fr.

RETTERER (Ed.). Développement du squelette des extrémités et des -product. cornées chez les mammifères. In-8, avec 4 pl .... 4 fr.

REYMOND (A.). Logique et mathématiques. 1908. 1 vol. in-8 .... 5 fr.

RICHET (Ch.). Structure des circonvolutions cérébr. In-8 .... 5 fr.

RIETSCH. Reproduction des cryptogames. In-8 avec fig .... 5 fr.

RILLIET et BARTHEZ. Traité clinique et pratique des maladies des enfants. 3e édition, par BARTHEZ et SANNÉ. — TOME 1er. *Maladies du système nerveux, de l'appareil respiratoire.* 1 fort vol. gr. in-8. 16 fr.; — TOME II. *Maladies de l'appareil circulatoire, de l'appareil digestif et de ses annexes, de l'appareil génito-urinaire, de l'appareil de l'ouïe, maladies de la peau.* 1 fort vol. gr. in-8. 14 fr.; — TOME III, terminant l'ouvrage, *Maladies spécifiques, maladies générales constitutionnelles,* 1 fort vol. gr. in-8. 25 fr.

ROISEL. Les Atlantes. Études antéhistoriques. 1 vol. in-8 .... 7 fr.

SABOURIN (Ch.). Anatomie normale et pathologique de la glande biliaire de l'homme. 1 vol. in-8, avec 233 fig .... 8 fr.

TERRIER (F.). De l'œsophagtomie externe. 1 vol. in-8 .... 3 fr. 50

— Des anévrismes cirsoïdes. 1 vol. in-8 .... 3 fr.

— Éléments de pathologie chirurgicale générale. 1er fasc. : *Lésions traum. et leur complications.* 1 vol. in-8. 7 fr. — 2e fasc. : *Complications des lésions. traum. Lésions inflamm.* In-8 .... 6 fr.

TOURNEUX (F.). Atlas d'embryologie des organes génitaux urinaires. 1 vol. in-4. 40 fr.

VALENTINO (V.). Notes sur l'Inde. *Serpents, Hygiène, Médecine, Aperçus économiques sur l'Inde française.* (Couronné par l'Université de Bordeaux). 1906. 1 vol. in-16.. 4 fr.

VARIGNY (H. de). L'excitabilité électrique des circonv. cérébr. et la période d'excitation latente du cerveau. In-8 .... 2 fr.

VIRCHOW. Pathologie des tumeurs. 4 vol. grand in-8, avec 106 fig .... 12 fr. 75

VOISIN (Jules), médecin de la Salpêtrière. L'idiotie, *psychologie et éducation de l'idiot.* 1893. 1 vol. in-12 .... 4 fr.

— L'Épilepsie. 1 vol. gr. in-8. 1897 (*Cour. par l'Acad. de méd.*) .... 6 fr.

YVERT. Traité pratique et clinique des blessures du globe de l'œil. In-8 .... 12 fr.

— Applications médico-chirurgicales de l'adrénaline. In-12 .... 3 fr.

ENSEIGNEMENT SECONDAIRE

SCIENCES MATHÉMATIQUES

Ouvrages conformes aux programmes de 1905

I. — DEUXIÈME CYCLE C ET D, MATHÉMATIQUES A ET B, ET PRÉPARATION AUX ÉCOLES

OUVRAGES DE M. E. COMBETTE
Inspecteur général de l'Instruction publique.

SECONDE ET PREMIÈRE C ET D. — **Précis d'Algèbre.** In-8, 2e édit., avec 264 exerc. et probl. .... 3 fr.

MATHÉM. A ET B. — **Cours abrégé d'arithmétique.** 1 vol. in-8, 10e éd. avec 270 problèmes et exercices .... 2 fr. 80

MATHÉM. A ET B. — **Cours abrégé d'algèbre élémentaire.** In-8, 10e édit., avec 313 probl. et exerc. .... 3 fr. 50

MATHÉM. A ET B. — **Cours abrégé de géométrie élémentaire.** 1 vol. in-8, 3e édit., avec 417 fig., probl. et exerc. .... 4 fr. 50

MATHÉM. A et B ET PRÉPARATION AUX ÉCOLES DU GOUVERNEMENT. — **Leçons de mécanique,** en collabor. avec M. JOSEPH GIROD, 2e édit., avec 225 fig. et 73 exerc. et probl... 3 fr. 50

MATHÉM. A et B et MATHÉM. SPÉCIALES ET PRÉPARATION AUX ÉCOLES DU GOUVERNEMENT. — **Cours de trigonométrie,** avec compléments pour les candidats aux écoles du gouvernement. 4e édition .... 4 fr.

— **Cours d'arithmétique.** In-8. 13e édit., avec fig. et 304 exerc. et probl. .... 6 fr.

— **Cours d'algèbre élémentaire.** 1 vol. in-8. 9e édit., avec 99 figures et 498 exercices.... 8 fr.

— **Cours de géométrie élémentaire.** In-8. 9e édit., avec 662 fig. et 711 exerc. .... 10 fr.

— **Compléments du cours d'algèbre et notions de géométrie analytique.** In-8. .... 4 fr.

OUVRAGES DE M. JOSEPH GIROD
Ancien élève de l'École Normale supérieure. Professeur au Lycée Charlemagne.

SECONDE C ET D ET MATHÉMATIQUES A ET B. — **Précis de géométrie plane.** 4e édit. 1 vol. in-8 avec 272 fig. et 239 probl. et exercices. 2 fr. 50

PREMIÈRE C ET D ET MATH. — **Précis de géométrie de l'espace.** 1 vol. in-8, 3e édit. avec 165 fig. et 124 probl. et exercices .... 2 fr. 50

MATHÉM. A ET B, ET PRÉPARATION AUX ÉCOLES DU GOUVERNEMENT. — **Précis de géométrie, compléments, les trois coniques.** 1 vol. in-8, 2e édit., avec 219 figures et 178 problèmes et exercices .... 2 fr. 50

MÊMES CLASSES. — **Précis de géométrie, les trois fascicules réunis.** 1 vol. in-8, avec 656 fig. et 541 probl. et exercices. 7 fr. 50

PREMIÈRE C ET D ET MATH. — **Précis de trigonométrie.** 4e édit. 1 vol. in-8 avec 54 fig. et 394 problèmes et exercices proposés. 2 fr. 40

PREMIÈRE C ET D. — **Précis de géométrie descriptive et de géométrie cotée.** 1 vol. in-8 avec 157 fig. dans le texte et 200 exerc. et probl. proposés. .... 2 fr. 50

MATHÉM. A ET B. — **Précis de géométrie descriptive et de géométrie cotée.** 1 vol. in-8 avec 152 fig. dans le texte et 191 ex. et probl. proposés et 3 pl. hors texte. . 3 fr. 50

MATHÉM. A ET B. (EN COLLAB. AVEC M. E. COMBETTE). — **Leçons de mécanique.** 2e édition avec 225 fig. et 73 exerc. et probl. 3 fr. 50

MATHÉM. — **Cours de géométrie descriptive,** par J. CARON, prof. au lycée Saint-Louis :
1° *Ligne droite et plan........ (Épuisé).*
2° *Cônes, cylindres et sphères.* 1 vol. in-8, avec atlas de 18 pl. 3e éd. .... 6 fr.
3° *Géométrie cotée.* 1 vol. in-8 avec 208 fig. dans le texte. .... 6 fr.

MATHÉM. — **Cours de cosmographie,** par P. PORCHON. 1 vol. in-8, avec 174 fig. et 4 planches hors texte. 5e édition ..... 5 fr.

MATHÉM. — ST-CYR. — **Précis de cosmographie** par P. PORCHON. 1 vol. in-8, avec 63 fig. dans le texte, et 3 planches hors texte .... 2 fr.

MATHÉM. — **Cours de trigonométrie,** par A. REBIÈRE. 1 vol. in-8, nouv. éd. 3 fr. 50

II. — CLASSES DE MATHÉMATIQUES SPÉCIALES
(ÉCOLES POLYTECHNIQUE, NORMALE ET CENTRALE)

E. COMBETTE et JOSEPH GIROD. — **Cours de mécanique,** conforme à l'arrêté du 26 juillet 1904. 1 vol. in-8 avec 179 figures dans le texte et 334 exercices et problèmes proposés. 6 fr.

E. COMBETTE. — **Cours de Trigonométrie.** 4e édition. 1 vol. in-8............... 4 fr.

MICHEL, prof. de mathém. spéciales au lycée Saint-Louis. — **Cours d'algèbre,** (*Sous presse.*)

III. — PREMIER ET DEUXIÈME CYCLES, DIVISIONS A ET B, PHILOSOPHIE A ET B

COURS DE MATHÉMATIQUES

Conforme aux programmes du 31 mai 1902 et du 27 juillet 1905

P. PORCHON
Ancien élève de l'École normale supérieure, Professeur honoraire au lycée de Versailles.

SIXIÈME A ET B ET CINQUIÈME A. — **Notions élémentaires d'arithmétique et de calcul.** 14e édit. In-12, avec fig. dans le texte, questionnaires, probl. et exercices, cart... 2 fr.

SIXIÈME A ET B ET CINQUIÈME A. — **Cours élémentaire d'arithmétique pratique.** 12e éd. In-12, avec figures, problèmes et exercices, cartonné................... 2 fr.

Programmes de 1905.

Cinquième B, Quatrième A et B, Troisième A. — **Nouveaux éléments d'arithmétique.** 22ᵉ édit. In-12, avec exerc., cart. 2 fr.

Quatrième et Troisième A. — **Nouveaux éléments de géométrie plane.** 14ᵉ édit. In-12, avec exerc., cart. 2 fr. 50

Nouveaux éléments de géométrie de l'espace. 13ᵉ édit. In-12, avec exercices, cart. 1 fr. 25

Nouveaux éléments de géométrie (les deux cours précédents réunis). In-12, cart. 3 fr. 50

Troisième A et B. — **Nouveaux éléments d'algèbre.** 15ᵉ éd. In-12, avec exerc., cart. 2 fr. 50

Philosophie A et B. — **Nouveaux éléments de cosmographie.** 10ᵉ édition. In-12, avec fig. et pl., cartonné. 2 fr.

Philosophie A et B. — **Leçons de mathématiques.** 2ᵉ édit. In-12 avec fig., cart. 3 fr. 50

E. COMBETTE, Inspecteur général de l'Instruction publique.

LEÇONS DE GÉOMÉTRIE

Pour les Classes de 5ᵉ, 4ᵉ et 3ᵉ B, de 5ᵉ et de 4ᵉ A des Lycées et Collèges.

Cinquième B et Quatrième A.—4ᵉ éd. In-12 av. 165 fig. et 84 exerc. et probl., cart. à l'angl.. 1 fr. 60
Quatrième B et Troisième A.—3ᵉ éd. In-12 av. 116 fig. et 119 exerc. et probl., cart. à l'angl.. 1 fr. 60
Troisième B. — 3ᵉ édit. In-12 avec 201 fig. et 112 exerc. et probl., cart. à l'angl...... 2 fr. 50
Les trois précédents cours réunis en un volume, avec 482 figures et 315 exercices et problèmes, cart. à l'angl. .... 5 fr. 40

IV. — SCIENCES PHYSIQUES

ÉMILE BOUANT

Ancien élève de l'École normale supérieure, professeur honoraire au lycée Charlemagne.

ÉLÉMENTS DE CHIMIE (*Vol. in-12, cart., couv. grise*)

Quatrième B et Philosophie A et B. — *Premier fascicule :* **Notions générales, Métalloïdes.** Avec fig., 4ᵉ édit. .... 1 fr. 60

Troisième B et Philosophie A et B. — *Deuxième fascicule :* **Métaux, Chimie organique.** Avec fig., 3ᵉ édit. .... 1 fr. 60

Les deux fascicules précédents réunis. .... 3 fr.

COURS DE CHIMIE (*Vol. in-12, cart., couv. bleue*)

Seconde C et D. — *Premier fascicule :* Notions générales, Métalloïdes, Sels, avec fig., 2ᵉ édit .... 2 fr. 80

Première C et D. — *Deuxième fascicule :* **Métaux, Chimie organique,** avec fig., 2ᵉ édit............................ 2 fr.

Mathématiques A et B. — *Troisième fascicule :* **Compléments,** avec fig. 3 fr.

Les trois fascicules précédents réunis et formant le Cours complet de Chimie, avec figures. .... 7 fr.

ÉLÉMENTS DE PHYSIQUE (*Vol. in-12, cart., couv. grise*)

Quatrième B. — *Premier fascicule :* Pesanteur, Chaleur. 5ᵉ éd., avec 116 fig. 2 fr.

Troisième B. — *Deuxième fascicule :* **Acoustique, Optique, Électricité,** avec 148 fig. et une planche coloriée hors texte, 4ᵉ édit. .... 2 fr.

Philosophie A et B. — 1 vol. in-12 avec 366 fig. et une planche coloriée hors texte. .... 6 fr.

COURS DE PHYSIQUE (*Vol. in-12, cart., couv. bleue*)

Seconde C et D. — *Premier fascicule :* **Pesanteur, Chaleur,** avec 218 figures, 2ᵉ édit. .... 3 fr. 75

Première C et D. — *Deuxième fascicule :* **Optique, Électricité et Applications,** avec 234 figures et une planche coloriée hors texte, 2ᵉ édit... 3 fr. 75

Mathématiques A et B. — *Troisième fascicule :* **Acoustique, Compléments,** avec 137 fig. et une planche coloriée hors texte, 2ᵉ édit. ...... 3 fr. 75

Les trois fascicules précédents réunis et formant le Cours complet de Physique, avec 589 fig. dans le texte et une planche coloriée hors texte. .. 10 fr.

Philosophie A et B et Mathématiques A et B. — **Chimie inorganique élémentaire,** par **E. Grimaux,** de l'Institut. In-12, cart., 8ᵉ édit. .... 5 fr. 50

Mêmes classes. — **Chimie organique élémentaire,** par le même. In-12, cart., 8ᵉ édition. .... 5 fr. 50

Mêmes classes. — **Cours élémentaire de physique,** par **H. Dufet,** prof. au lycée Saint-Louis. In-8, avec 618 fig. dans le texte.. .... 8 fr.

La chimie du laboratoire, par **F. Pisani** et **Ch. Dirvell.** In-18, 2ᵉ édition. 4 fr.

ENSEIGNEMENT SECONDAIRE DES JEUNES FILLES

ÉMILE BOUANT

(3e, 4e et 5e ANNÉES). — **Leçons de chimie.** 1 vol. in-12, avec 113 figures dans le texte, cartonné à l'anglaise. . . . . 2 fr. 80

(3e ANNÉE). — **Leçons de physique** (*Pesanteur et Chaleur*). 1 vol. in-12 avec 128 figures dans le texte, cart. à l'angl. 2e édit. . . . . 2 fr.

(4e et 5e ANNÉES). — **Leçons de physique** (*Acoustique. Optique. Électricité, Magnétisme*), par LE MÊME. 1 vol. in-12, avec 235 fig. dans le texte et 1 planche coloriée hors texte, cart. à l'angl. . . . . 2 fr. 80

Les deux précédents volumes, réunis en un seul cart. à l'angl. . . . . . 4 fr. 50

SCIENCES NATURELLES

ER. BELZUNG
Docteur ès sciences, agrégé des sciences naturelles, professeur au lycée Charlemagne.

ZOOLOGIE

SIXIÈME A et B. — **Cours élémentaire de zoologie**, 13e édit. In-12, avec 391 grav., cart. à l'angl. . . . . 2 fr.

TROISIÈME B. — **Leçons de zoologie.** In-12, avec 332 gravures, cart. 2 fr. 50

PHILOSOPHIE A et B et MATHÉMATIQUES A et B. — **Anatomie et physiologie animales,** suivies de la *Classification.* 11e édit. In-8, avec 630 grav.; broché. 6 fr.

BOTANIQUE

CINQUIÈME A et B. — **Cours élémentaire de botanique,** 4e éd. In-12, avec 378 gravures, cart. à l'angl. . . . . 2 fr.

PHILOSOPHIE A et B et MATHÉMATIQUES A et B. — **Précis d'Anatomie et de Physiologie végétales.** In-8, avec 742 grav. dans le texte; broché . . . . . 6 fr.

ENSEIGNEMENT SUPÉRIEUR DES SCIENCES NATURELLES, CERTIFICAT D'ÉTUDES PHYSIQUES, CHIMIQUES ET NATURELLES, ECOLES NATIONALES D'AGRICULTURE. — **Anatomie et physiologie végétales.** 1 fort vol. in-8, avec 1700 grav. broché . . . . . 20 fr.

GÉOLOGIE

CINQUIÈME B et QUATRIÈME A. — **Notions de géologie.** 5e éd. In-12, avec 151 gravures et 1 carte en couleurs, cart. à l'angl. . . . . 2 fr.

SECONDE A, B, C, D. — **Cours élémentaire de géologie.** 5e éd. In-12, avec 279 gravures et 1 carte en couleurs, cart. à l'angl. . . . . 2 fr. 50

PALÉONTOLOGIE

PHILOSOPHIE A et B et MATHÉMATIQUES A et B. — **Notions de paléontologie animale.** In-8, avec 205 gravures, broché. . . . . 1 fr.

HYGIÈNE

PHILOSOPHIE A et B et MATHÉMATIQUES A et B. — **Cours élémentaire d'hygiène** In-8, avec 114 gravures, broché. . . . . 2 fr.

ENSEIGNEMENT SECONDAIRE DES JEUNES FILLES

1re ANNÉE. — **Notions de zoologie,** par Mlle de Montille, agrégée de l'Enseignement secondaire des jeunes filles. 8e éd. In-12, avec 333 grav. dans le texte, cart. à l'angl. . . . . 2 fr. 50

1re et 2e ANNÉES. — **Notions de botanique,** par LA MÊME. 6e édit. In-12, avec 345 gravures dans le texte, cart. à l'angl. . . . . 2 fr. 50

2e ANNÉE. — **Notions de géologie,** par LA MÊME. 1 vol. in-12, avec 280 grav. dans le texte et une carte coloriée hors texte, cart. à l'angl. . . . . 3 fr.

Hygiène et science domestique. *Conforme aux programmes du 14 juin 1907.*

— *3e et 4e années,* par Mlle M. Dreyfus, ancienne élève de l'Ecole normale de Sèvres, agrégée de l'Enseignement secondaire des jeunes filles. 4e édit. In-12, avec 76 grav., cart. à l'angl. . . . . 2 fr. 50

— *5e année,* par M. Deléarde, professeur agrégé à la Faculté de médecine de Lille, et Mlle M. Dreyfus, 1 vol. in-12, avec 77 grav., cart. à l'angl. . . . 2 fr.

ENSEIGNEMENT PRIMAIRE SUPÉRIEUR

MATHÉMATIQUES

ours d'Algèbre, par MM. **P. Rollet**, directeur de l'École Diderot à Paris, et **E. Foubert**, prof. à l'École primaire supérieure de Lille. 1 vol. in-12, avec exercices et problèmes, cart. à l'angl. 9ᵉ éd. complètement refondue . . . . . . 3 fr.

Cours d'Arithmétique, par LES MÊMES. 1 vol. in-12, avec 632 exercices et problèmes, cart. à l'angl., 8ᵉ édition complètement refondue . . . . 3 fr.

Cours de Géométrie, par MM. **Ch. Colin**, professeur à l'École Lavoisier, et **J. Girod**, professeur au Lycée Charlemagne. 3 vol. in-12, cart. toile.

PREMIÈRE ANNÉE, 1 fr. 80 ;   DEUXIÈME ANNÉE, 2 fr. 50 ;   TROISIÈME ANNÉE, 2 fr. 50

Les trois années en un vol. cart. toile . . . . 6 fr. 40

SCIENCES PHYSIQUES ET NATURELLES

Cours de Physique et Chimie, par le Dʳ ALAMELLE, professeur à l'École primaire supérieure de Nancy. 3 vol. in-12, cart. toile. (*Programmes des E. P. S. de Garçons*).

1ʳᵉ ANNÉE. 2 fr. 20 ; 2ᵉ ANNÉE, 2 fr. 20 ; 3ᵉ ANNÉE, 2 fr. 20

Cours de Physique (*3 années réunies*). 1 vol. in-18, cart. à l'angl. . . . 3 fr. »

Cours de Chimie (*3 années réunies*). 1 vol. in-18. cart. à l'angl. . . . . . 3 fr. »

DU MÊME AUTEUR :

Cours de Physique et Chimie (*Programmes des E. P. S. de Jeunes Filles*). 3 vol. in-12, cart. toile

1ʳᵉ ANNÉE, 2 fr. 20 ; 2ᵉ ANNÉE, 2 fr. 20 ; 3ᵉ ANNÉE, 2 fr. 20

Cours de Physique (*3 années réunies*). 1 vol. in-18, cart. à l'angl . . . . . 3 fr. »

Cours de Chimie (*3 années réunies*). 1 vol. in-18, cart. à l'angl . . . . . . 3 fr. »

Cours d'Électricité industrielle (*pour les deuxième et troisième années et section spéciale des Écoles primaires supérieures*), par GOULLIART, prof. à l'École pᵣᵉ supᵣᵉ de Lille. 1 vol. in-18 avec 400 figures dans le texte, cart. à l'angl. . . . . 3 fr. 50

Cours d'Agriculture, *Agriculture théorique pratique; chimie et comptabilité agricoles* (*deuxième et troisième années des Écoles primaires supérieures*), par A. PETIT, Ingénieur agronome, professeur à l'École d'Horticulture de Versailles, chef du laboratoire de recherches horticoles. 1 vol. in-18, avec 256 grav. cart. à l'angl. 3 fr. »

HYGIÈNE ET SCIENCE DOMESTIQUE
(Écoles normales et écoles primaires supérieures).

I. Hygiène individuelle et économie domestique, par Mlle M. DREYFUS. 1 vol. in-12 avec 76 fig. dans le texte, 4ᵉ édit. entièrement refondue, cart. à l'angl. 2 fr. 50

II. Hygiène individuelle (*Compléments*) et **Hygiène sociale**, par le Dʳ DELÉARDE et Mlle M. DREYFUS, 1 vol. in-12, avec 77 figures dans le texte, cart. à l'angl. 2 fr.

AGRICULTURE

Minéralogie agricole, par F. HOUDAILLE, docteur ès sciences, prof. à l'École d'agriculture de Montpellier. 1 vol. in-12, avec 109 grav. dans le texte . . . . 3 fr. 50

Les Orages à Grêle et le Tir des Canons, par le MÊME. 1 vol. in-12, avec 63 gravures dans le texte. . . . . 3 fr. 50

Traité de Sylviculture, par P. MOUILLEFERT, prof. de sylviculture à l'École de Grignon.

I. — *Principales essences forestières*, précédées de *Notions de statistique forestière*. 1 fort vol. in-12 de 546 pages, avec 730 grav. dans le texte . . . 7 fr.

II. — *Exploitation et aménagement des bois*. 1 volume in-12 de 746 pages, avec 10 planches et 97 gravures dans le texte . . . . 6 fr.

Manuel de Sylviculture et Améliorations pastorales *à l'usage des Instituteurs*, par F. CARDOT, inspecteur des eaux et forêts à Bar-sur-Aube, et C. DUMAS, inspecteur primaire à Alger. 1 volume in-12 de XII-180 pages, avec 52 gravures et planches hors texte. . . . . 2 fr.

NOTIONS DE TECHNOLOGIE
par le Dʳ F. GENEVOIS
Pharmacien de 1ʳᵉ classe, ancien interne des Hôpitaux de Paris,
Professeur à l'Association philotechnique.

I. — **Les matières premières et leur emploi dans les divers usages de la vie.** 1 vol. in-32 de 192 pages. . . . . 0 fr. 60

II. — **Les procédés industriels** (*Industries animales, végétales et minérales*). 1 vol. in-32 de 192 pages. . . . . 0 fr. 60

Revue du Mois.
— Directeur Émile BOREL, Sous-Directeur de l'École normale supérieure, professeur à la Sorbonne. Secrétaire de la rédaction : A. BIANCONI, agrégé de l'Université. (6e année, 1911). Paraît le 10 de chaque mois par livraisons de 128 pages grand in-8e (25 × 16). Chaque année forme deux volumes de 750 à 800 pages chacun. — La Revue du Mois suit avec attention dans toutes les parties du savoir le mouvement des idées. Rédigée par des spécialistes éminents, elle a pour effet de tenir sérieusement les esprits cultivés au courant de tous les progrès. Dans des articles de fond aussi nombreux que variés, elle dégage les résultats les plus généraux et les plus intéressants de chaque ordre de recherches, ceux qu'on ne peut ni ne doit ignorer. Dans des notes plus courtes, elle fait place aux discussions, elle signale et critique les articles de Revues, les livres qui méritent intérêt. — Abonnement : Un an, Paris, 20 francs ; Départements, 22 francs ; Union postale, 25 francs. Six mois, Paris, 10 francs ; Départements, 11 francs ; Union postale, 12 fr. 50. Le numéro, 2 fr. 25.

Revue anthropologique.
— Recueil mensuel publié par les professeurs de l'École d'anthropologie de Paris (21e année, 1911). Cette *Revue* paraît le 15 de chaque mois. Chaque livraison forme un cahier de deux feuilles in-8 raisin de 32 pages, avec nombreuses gravures dans le texte. — Abonnement : Un an (du 15 janvier), pour tous pays, 10 francs ; la livraison, 1 franc.

Journal de Psychologie normale et pathologique.
— Dirigé par les docteurs Pierre JANET, professeur de psychologie au Collège de France et G. DUMAS, professeur adjoint à la Sorbonne. Paraît tous les deux mois, par fascicules de 100 pages environ. (8e année, 1911). — Abonnement : Un an, du 1er janvier, 14 francs ; la livraison, 2 fr. 60.

Recueil d'Ophtalmologie.
— Dirigé par M. le Dr Jean GALEZOWSKI. Mensuel. 37e année, 1911. — Abonnement : Un an, du 1er Janvier, France et Étranger, 20 francs.

Revue de Thérapeutique médico-chirurgicale.
— Publiée sous la direction de MM. les professeurs BOUCHARD, GUYON, LANNELONGUE, LANDOUZY et FOURNIER. — Rédacteur en chef : M. le docteur Raoul BLONDEL. 78e année, 1911. Paraît les 1er et 15 de chaque mois. — Abonnement : Un an, du 1er Janvier, France, 12 francs ; Étranger, 13 francs.

Revue Médicale de l'Est.
— Paraissant le 1er et le 15 de chaque mois (38e année, 1911). — Rédacteur en chef : M. P. PARISOT, professeur à la Faculté de Médecine de Nancy. — Abonnement : Un an, du 1er Janvier, 12 francs. Pour les étudiants, 6 francs.

Archives italiennes de Biologie.
— Publiées en français. Tomes I et II, 1882, 30 francs. Tomes III à LVI, 1883 à 1911, chacun 20 francs. Ces *Archives* paraissent sans périodicité fixe ; chaque tome publié en 3 fascicules. — Les abonnements ne sont faits que pour 2 tomes à la fois, soit 40 francs.

Annales de Biologie.
— Publiées par MM. J. ATHANASIU, professeur à la Faculté des Sciences de Bucarest ; J. CANTACUZÈNE, professeur à la Faculté de Médecine de Bucarest ; F.-J. RAINER, chef de Laboratoire à la Faculté de Médecine de Bucarest ; P. BUJOR, professeur à la Faculté des Sciences de Jassy ; G. MARINESCO, professeur à la Faculté de Médecine de Bucarest ; E.-C. TEODORESCU, professeur à la Faculté des Sciences de Bucarest. 1re année, 1911. — Les Annales de Biologie *paraissent en 4 fascicules de 96 pages chacun, formant à la fin de l'année un beau volume de 384 pages avec de nombreuses figures dans le texte et planches hors texte.* — Abonnement : Un an, pour tout pays, 20 francs. Prix d'un fascicule séparé, 6 francs.

Scientia.
— *Revue internationale de Synthèse scientifique* (5e année, 1911). Comité de direction : MM. G. BRUNI, A. DIONISI, F. ENRIQUES, A. GIARDINA, E. RIGNANO. — Abonnement : Un an, 25 francs. — Scientia se publie en 4 numéros par an ne paraissant pas à date fixe ; tous les mémoires originaux sont publiés en langue française.

TABLE ALPHABÉTIQUE DES NOMS D'AUTEURS

Sont portés seulement sur cette liste les auteurs d'ouvrages entiers,
ou directeurs de publications.

886-11. — Coulommiers. Imp. Paul BRODARD. — 10-11.

www.ingramcontent.com/pod-product-compliance
Ingram Content Group UK Ltd.
Pitfield, Milton Keynes, MK11 3LW, UK
UKHW020826120726
13693UKWH00002B/491